臍帯血移植
さいたいけついしょく

編著者

兵庫医科大学名誉教授
上ヶ原病院名誉院長
原 宏

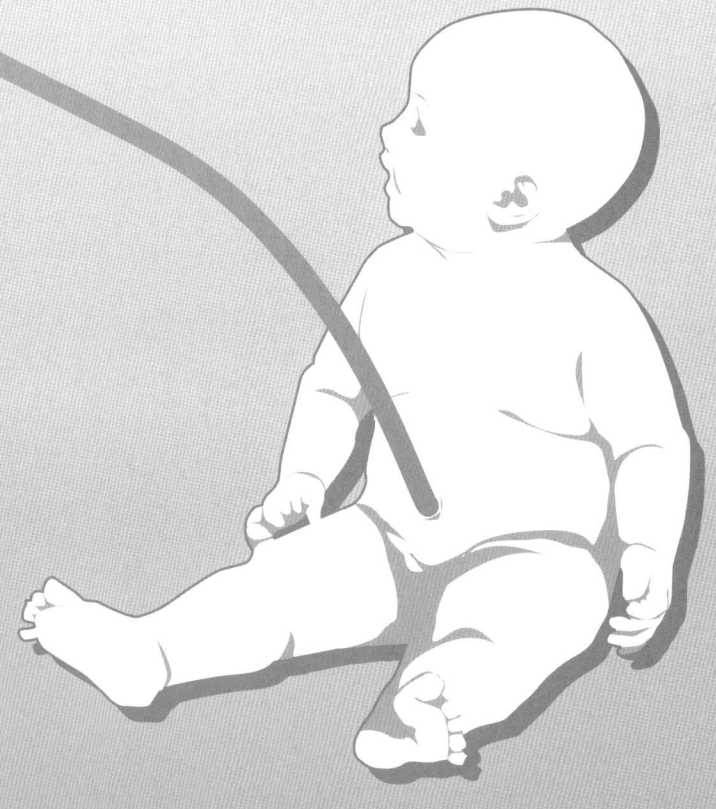

株式会社 新興医学出版社

編者　原　宏　兵庫医科大学　名誉教授
　　　　　　　　上ヶ原病院　名誉院長

執筆者一覧（執筆順）

兵庫医科大学　名誉教授 上ヶ原病院　名誉院長	原　　宏
あさぎり病院　産婦人科　部長	三村　治
東京衛生病院　産婦人科　医長	樋口泰彦
京都大学再生医科学研究所附属幹細胞医学研究センター 細胞プロセッシング研究領域	高田　圭
東京大学医科学研究所　細胞プロセッシング研究部門　客員教授	高橋恒夫
北海道大学病院　輸血部　講師	佐藤典宏
東京都赤十字血液センター　技術部長	高梨美乃子
日本さい帯血バンク支援ボランティアの会　代表	有田美智世
東海大学さい帯血バンク　係長	佐藤　薫
兵庫県赤十字血液センター　検査一課　1係長	秋田真哉
兵庫県赤十字血液センター　技術副部長	能勢義介
名古屋第一赤十字病院　小児医療センター　血液腫瘍科	加藤剛二
千葉大学医学部附属病院　輸血部　講師	井関　徹
兵庫医科大学　輸血部　教授	甲斐俊朗
兵庫医科大学　血液内科　講師	三澤眞人
国家公務員共済組合連合会　虎の門病院　血液科　部長	谷口修一
東京大学医科学研究所附属病院　看護部長	尾上裕子
先端医療センター　血液再生研究グループリーダー	伊藤仁也
理化学研究所発生・再生科学総合研究センター 副センター長　幹細胞研究グループ　ディレクター	西川伸一

序 文

　Gluckman らによる臍帯血移植に成功を充分活かすには臍帯血バンクが必要であり，その後の臍帯血バンクの充実は造血幹細胞移植による治療の考えを根本的に変えつつある。これを骨髄バンクと比較してみるとその特徴が理解できる。既に保管している造血幹細胞を利用できるので，①患者さんの病状に応じて，適切な時に移植治療を実施できる　②造血幹細胞の採取にドナーの負担がない　③前項とも関連するが臍帯血の一部は，提供者の同意を得て，研究に利用できる研究用臍帯血バンクが作られた。従来は，①の特徴を利用して，臍帯血移植治療を受けるかなりの患者さんが骨髄移植による治療を受ける時間的な余裕が無い，すなわち，時間が無い（no time）患者さんであった。したがって，必ずしも適切な時期に移植治療を受けていたとは言い難かった。今後は適切な時期での移植治療を受け得るように周囲の環境を整える必要がある。②の特徴を利用した移植治療が成人の複数臍帯血同時移植である。我が国においても，わずか 11 症例の成績であるがドナーの異なる臍帯血を複数同時に移植して，良い移植成績が得られている。臨床的には優れた成績が得られたのが単なる施設限定の効果によるものかを多施設で症例を増やして，確認することが重要である。③既に，一部の臍帯血バンクでは有核細胞数の少ない臍帯血を利用して，研究用臍帯血バンクを作り，臍帯血移植の研究のみならず，再生医療全般に研究分野を広げ，研究用の臍帯血を提供する体制を整えた。これらの臍帯血を利用した研究成果の臨床応用として，体外増幅した臍帯血に治験が試みられようとしている。さらに，臍帯血には造血組織以外に分化し得る細胞が含まれている。研究用臍帯血バンクの提供した臍帯血を利用することにより，幹細胞あるいは前駆細胞を体外で増幅できる手段が確立されれば，各種臓器，組織の修復に利用できる材料となり得るのではなかろうか。

　しかし，現実の臍帯血移植においては，小児患者の移植成績は，骨髄バンクを介する骨髄移植と同等の成績が既に報告されている。一方，成人における移植成績は，骨髄バンクを介する移植成績に劣るとされている。この問題を解決するには，移植する造血幹細胞数を増やすことの重要性が指摘されている。多くの有核細胞〜造血幹細胞を移植することが移植成績の改善に繋がることが既に明らかにされている。これを現実化するには，臍帯血バンクを充実させて細胞数の多い臍帯血を保存提供し，複数臍帯血移植を試み，さらには体外増幅した臍帯血を利用して，患者体重当たりの移植細胞数，特に，CD34 陽性細胞数を小児と同じレベルに持っていけば早晩解決する問題であろう。

　このような状況を背景に，臍帯血のドナー募集に協力しているボランティア，臍帯血を採取する産科の先生，臍帯血バンクの充実に奮闘しておられる技術者・医師，臍帯血移植

の現場で活躍しておられる看護師・医師,さらには臍帯血の造血幹細胞の増幅に努力しておられる研究者等々の方にお願いして,臍帯血移植の現状を記載して頂きました。著者らは多くの人の協力によって成立している臍帯血移植の現状を多くの方々に知って頂きたいと願っております。

2006 年 1 月　　原　宏

目　次

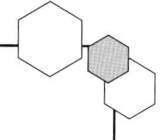

第Ⅰ章　臍帯血移植の歴史と進展 …… 1
はじめに …… 1

第Ⅱ章　臍帯血の採取から冷凍保存まで …… 7

1．両親の同意と臍帯血採取 …… 7
- A．妊産婦への説明と同意 …… 8
- B．採取の適否判定 …… 9
- C．分娩時の臍帯血の採取 …… 13
- D．ボランティアによる臍帯血バンクへの搬送 …… 16
- E．当院での採取状況 …… 16
- F．まとめ …… 16

2．臍帯血採取の実際 …… 18
- A．東京衛生病院について …… 18
- B．臍帯血の採取, 保存, 登録状況 …… 19
- C．臍帯血採取の実際 …… 22
- D．より良質な臍帯血を採取するためのヒント …… 28
- E．現在の問題点（クロット形成） …… 29

3．臍帯血のプロセッシング …… 30

A．プロセッシング……………………………………………………30
　　B．凍結保存……………………………………………………………33
　　C．プロセッシングの品質管理………………………………………35
　　D．移植施設における融解……………………………………………35
　　E．臍帯血プロセッシングの将来……………………………………37
　　F．まとめ………………………………………………………………38
　4．臍帯血保存前検査について……………………………………………40
　　A．各検査の検査法と判定基準………………………………………40
　　B．まとめ………………………………………………………………45
　5．臍帯血造血幹細胞の評価方法とその標準化…………………………47
　　A．臍帯血の品質………………………………………………………47
　　B．細胞数………………………………………………………………47
　　C．CD34陽性細胞数……………………………………………………49
　　D．コロニー形成細胞数………………………………………………52
　　E．測定値間の相関と課題……………………………………………55
　6．臍帯血移植推進から確実な患者救命を目指して……………………57
　　A．白血病は治る………………………………………………………57
　　B．公的骨髄バンク設立へ……………………………………………58
　　C．骨髄から臍帯血へ…………………………………………………59
　　D．New York 臍帯血バンク訪問………………………………………60
　　E．制度を作り，環境を整えるのが先！……………………………60
　　F．公的臍帯血バンク設立……………………………………………61
　　G．臍帯血バンク支援ボランティアの役割…………………………61
　　H．臍帯血バンクの安定運営に向けて………………………………62
　　I．大規模移植センターの必要性……………………………………63

第Ⅲ章　臍帯血バンクとネットワークの関係……………………65

　1．保存臍帯血のネットワークへの登録から提供まで…………………65
　　A．情報の登録と公開…………………………………………………65
　　B．臍帯血の検索と申込み……………………………………………66
　　C．臍帯血移植適応審査………………………………………………68
　　D．コーディネート……………………………………………………68
　　E．移植用臍帯血の事前確認検査……………………………………69

F．移植用臍帯血の提供 …………………………………………………………69
　　G．移植後の調査資料の提出 ……………………………………………………70
　2．臍帯血提供前検査とリンパ球交差適合試験 …………………………………72
　　A．臍帯血提供前検査 ……………………………………………………………72
　　B．まとめ …………………………………………………………………………81

第Ⅳ章　臍帯血移植とその成績 …………………………………………83

　1．小児の臍帯血移植成績 ……………………………………………………………83
　　A．小児における非血縁者間骨髄移植の適応，対象疾患 ………………………83
　　B．国内での移植件数および症例内訳 …………………………………………84
　　C．急性白血病の移植成績 ………………………………………………………84
　　D．非腫瘍性疾患に対する非血縁者間臍帯血移植 ……………………………89
　　E．臍帯血移植と他の移植方法との成績比較 …………………………………89
　　F．諸外国における小児に対する非血縁者間臍帯血移植 ……………………90
　　G．小児における臍帯血移植の問題点 …………………………………………91
　2．成人臍帯血移植の適応と限界 …………………………………………………93
　　A．成人臍帯血移植の適応 ………………………………………………………94
　　B．成人臍帯血移植の限界と今後の課題 ………………………………………98
　　C．まとめ …………………………………………………………………………99
　3．成人臍帯血移植の成績 …………………………………………………………100
　　A．成人臍帯血移植の現状 ………………………………………………………101
　　B．臍帯血移植と骨髄移植の比較 ………………………………………………104
　　C．成人臍帯血移植の展望 ………………………………………………………106
　　D．複数臍帯血移植 ………………………………………………………………107
　　E．まとめ …………………………………………………………………………108
　4．臍帯血移植と感染症 ……………………………………………………………110
　　A．臍帯血移植後の好中球回復 …………………………………………………110
　　B．免疫能の回復（免疫系再構築）遅延 ………………………………………111
　　C．感染症の実際 …………………………………………………………………113
　　D．今後の対策と問題点 …………………………………………………………115
　　E．まとめ …………………………………………………………………………116
　5．臍帯血を用いた RIST の適用と限界 …………………………………………117
　　A．臍帯血を用いた RIST の登場 ………………………………………………117

B．臍帯血を用いた RIST の問題点 …………………………………………………119
　　　C．臍帯血ミニ移植の成績 ……………………………………………………………119
　　　D．まとめ ………………………………………………………………………………120
　6．臍帯血移植における看護 ……………………………………………………………123
　　　A．移植看護は患者が診断を受けたその日から始まる ……………………………123
　　　B．入院から移植前まで ………………………………………………………………124
　　　C．移植前の看護計画の実際 …………………………………………………………125
　　　D．移植時の看護 ………………………………………………………………………126
　　　E．移植後の看護の実際 ………………………………………………………………126
　　　F．白血球回復後から退院まで ………………………………………………………128
　　　G．まとめ ………………………………………………………………………………129

第Ｖ章　臍帯血バンクの将来像 …………………………………………………131

　1．臍帯血造血幹細胞の体外増幅と臨床応用 …………………………………………131
　　　A．臍帯血移植の現状と問題点 ………………………………………………………131
　　　B．造血幹細胞の同定と測定法 ………………………………………………………132
　　　C．造血幹/造血前駆細胞の ex vivo 増幅 ……………………………………………134
　　　D．SCF＋TPO＋FL＋sIL-6R/IL-6 による臍帯血 CD34 陽性細胞の増幅 …………136
　　　E．臍帯血由来 ex vivo 増幅造血幹細胞/造血前駆細胞を用いた臨床研究 ………138
　　　F．基礎研究から臨床応用へ―トランスレーショナルリサーチ …………………140
　　　G．まとめ ………………………………………………………………………………144
　2．研究用臍帯血バンクを通して学んだこと …………………………………………146
　　　A．再生医学への期待 …………………………………………………………………146
　　　B．将来の細胞治療の姿 ………………………………………………………………147
　　　C．幹細胞のソース ……………………………………………………………………149
　　　D．幹細胞バンキング …………………………………………………………………150
　　　E．幹細胞バンクの実現のために ……………………………………………………151

第Ⅰ章　臍帯血移植の歴史と進展

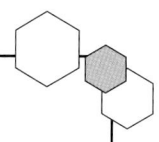

はじめに

　米国は 1945 年 8 月に広島，長崎に原子爆弾投下を投下した。その後，米国は広島および長崎に原爆放射線医科学研究所を設けて，原爆の人体への影響を当時の科学的手段を総動員し，長期にわたって徹底的に解析した。一方，米国内では莫大な研究費を放射線生物学の分野に投下した。米国におけるこれらの研究投資の中から，放射線照射と移植実験などにより，その後の移植免疫学発展の基礎が固められた。さらに各種の計測機器の開発が進められ，その成果の 1 つが flow cytometer である。一方，放射線照射と造血細胞の移植実験から，当時の runt 病，現在でいう移植片対宿主病（GVHD）の存在が明らかにされた。さらに，Till & McCulloch[1]は 1961 年に造血幹細胞を発見し，その測定法を開発した。当時，2 人によって，幹細胞としての性格，すなわち，① 成熟した性格をもつ細胞に分化し得る，② 自己複製能をもつ，このような性格をもつ細胞が成熟した生体に存在することを初めて証明した。その測定法そのものが放射線照射による造血不全と免疫抑制を利用した方法である。この点から，ED Thomas[2]は造血幹細胞の発見の報を聞いて以来，ヒトの造血不全に基づく疾患である再生不良性貧血の治療手段としての骨髄移植法の開発を目指した。この間，各種の基礎的な検討を根気よく行い，最終的には犬を実験に用いて基礎資料を整え，さらに腎移植に用いられていた HLA の応用により，1970 年代前半には同胞間の骨髄移植による再生不良性貧血の治療に成功した。引き続いて，大量化学療法の手段として，白血病などの難治性血液疾患の治療法を開発した。すなわち，大量の放射線照射と大量の化学療法の結果として発生する造血不全を移植した骨髄細胞からの造血回復に期待して，骨髄移植による各種の白血病

の治療法を開発し，多数の患者に福音をもたらした。しかし，最近の研究では，その白血病などの悪性疾患に対する血液幹細胞移植による臨床効果には同種間の免疫反応が深く関与した移植片対白血病効果（graft-versus-leukemia effect；GVL 効果）により，臨床成績が向上していることが明らかにされている。その後，骨髄バンクの設立による非血縁者間骨髄移植，続いて，1989 年，E Gluckman ら[3])によって同胞間の臍帯血移植による治療法が開発された。さらには血液中の造血幹細胞を利用する末梢血幹細胞移植とその前処置を減らした reduced intensity stem cell transplantation（RIST）が開発され，造血幹細胞移植による治療を受けうる症例が拡大した。しかし，骨髄移植と異なり臍帯血移植の場合には，臍帯血の採取は出産時に限られていることから，臍帯血移植が広く臨床に応用されるには臍帯血バンクの設立が必要であった。臍帯血移植の成功以来，臍帯血バンクの必要性は十分に認識されていた。しかし，臍帯血バンクが有効に機能するには HLA の異なる種々の臍帯血の保存が前提となることから，その基盤整備には莫大な資金を要することが明らかであり，その設立には二の足を踏む人が多い中，P. Rubinstein[4])は 1992 年に New York 血液センター内に臍帯血バンクを設立した。その結果，臍帯血移植による治療が小児を中心にアメリカでは大きく普及した。その状況をみて，ボランティアの有田美智世様より提案されていた臍帯血バンク設立について具体的な条件を検討を検討するため，(旧)厚生省の喜多村悦史氏の助言を得て，大和證券ヘルス財団の研究助成を受け，当時の西平浩一（神奈川県立こども医療センター），中畑龍俊教授（東京大学医科学研究所），河　敬世部長（大阪府立母子保健総合医療センター）らの方々と一緒に臍帯血バンク設立の条件などについて検討を行った。この成果をまとめた業績集[5])の刊行は 1996 年にずれたがこの検討により，臍帯血バンクの具体的な条件が明らかになった。この成果を受けて，バンク設立の必要性が認識され，設立機運の盛り上げに成功した。その結果，翌 1995 年には，我が国においても血液疾患の治療に従事している医師およびボランティアを中心に，神奈川臍帯血バンク，次いで近畿臍帯血バンクが設立され，1997 年以降にはこれらの私的バンクによる移植用臍帯血の供給が開始され，次第に臍帯血移植による治療が普及してきた。2000 年以降には，厚生省（現在の厚生労働省）によるバンクへの財政援助と組織の整備が開始され，9 つの臍帯血バンク（**表 1**）を結んだ日本さい帯血バンクネットワークが齋藤英彦先生を会長として成立し，臍帯血バンクの充実とその供給体制が整備された。その後，2004 年 3 月までに，国内では 20,000 以上の臍帯血が凍結保存され，HLA の 1 座不一致の

表 1　日本さい帯血バンクネットワークを構成する臍帯血バンク

1，北海道臍帯血バンク
2，特定非営利活動法人宮城さい帯血バンク[*1]
3，東京臍帯血バンク
4，東京都赤十字血液センター臍帯血バンク
5，神奈川臍帯血バンク
6，東海大学さい帯血バンク
7，東海臍帯血バンク
8，京阪さい帯血バンク[*2]
9，特定非営利活動法人兵庫さい帯血バンク
10，中国四国臍帯血バンク
11，福岡赤十字血液センター臍帯血バンク

[*1]：2003 年発足
[*2]：2004 年発足

臍帯血は体重 15 kg 以下の 95％ 以上の患者に提供可能な状況となった。この間，成人への移植は緊急避難的に HLA 2 座不一致の移植も行われ，それなりの成果をあげた。しかし，いつまで HLA 2 座不一致の移植を継続するかについて，再検討を要すると思われる。最近のように成人の移植例が小児移植例より多い状況では，緊急避難的な 2 座不一致移植が当然のように行われるのは問題であろう。HLA 2 座不一致の移植成績と 1 座不一致の移植成績を検討する必要がある。すなわち，1 座不一致の成績と 2 座不一致臍帯血移植の成績を比較検討して，2 座不一致移植が 1 座不一致の臍帯血移植に劣るようであれば，成人の移植に必要な臍帯血をバンクに集積することを目標に臍帯血を集積・保管する必要がある。いずれにしても成人の移植に必要な有核細胞数，血液幹細胞分画である CD34 陽性細胞の多い臍帯血を採取保存することが求められる。一方，成人臍帯血移植において，行われた複数臍帯血同時移植の検討により，限られた施設での成績では良い成績が得られており[7]，施設数を増やして検討する価値は十分ある。一方，提供者の負担がほとんどない臍帯血移植においても RIST による治療法も開発され[8]，相当の臨床効果が報告されており，さらなる検討が期待される。いずれにしても，早急に，成人に HLA 1 座不一致の移植ができる十分な細胞数，CD34 陽性細胞の多い臍帯血の保管・整備が望まれている。

　一方，臍帯血移植が大きく臨床応用される間に，再生医療が芽吹き始めた。すなわち，骨髄移植を受けた患者の肝臓に細胞などが一部骨髄提供者の細胞によって置換されていることが明らかになり，骨髄細胞の中に血液細胞以外の系

統に分化しうる幹細胞が含まれていることが示されたのである．特に，血管内皮細胞の幹細胞はCD34陽性，CD133陽性細胞分画に含まれ，単球などの分画には前駆細胞の存在が報告されており，下肢動脈の血流障害，心筋梗塞，脳梗塞などの治療に応用されようとしている．その他に，骨髄に多く含まれている間葉系幹細胞（mesencymal stem sells）は骨，軟骨，脂肪細胞にも分化しうることが明らかになり，その方面への臨床応用が急速に進められようとしている．さらに，骨髄細胞には，心筋，骨格筋，神経細胞，肝細胞，腎細胞，膵臓のβ細胞などに分化する細胞が含まれていることが明らかにされている．臍帯血にもこれらのほとんどの細胞に分化しうる細胞が含まれている．しかし，これらの細胞を有効に臨床応用するには，十分な細胞数が必要であり，これらの幹細胞の増殖および特定の方向への分化を調節・促進する技術の開発が待たれる．一方では，胚性幹細胞であるES細胞の増殖と分化の制御技術の進展も期待されるところである．これらの技術の開発により，人が喪失した一部の組織・臓器の機能を回復し，より永く通常の日常生活を送ることが可能になる日はそれほど遠くないことと思われる．

参考文献

1) Till JE, McCulloch EA：A Direct Measurement of the Sensitivity of Normal Mouse. Radiation Research, 14：213-222, 1961.

2) Thomas ED, Storb R, Clift RA, et al.：Bone marrow transplantation. N Eng J Med, 292：895-902, 1975.

3) Gluckman E, Broxymeyer HE, Auerbach A, et al.：Hematopoietic reconstitution in a patient with Fanconi's anemia by means of umbilical cord blood from an HLA-identical sibling. New Engl J of Med, 321：1174-1178, 1989.

4) Rubinstein P, Taylor PE, Scaradavou A, et al.：Unrelated placental blood for bone marrow reconstitution：organization of the placental blood program. Blood Cells. 20 (2-3)：587-600, 1994.

5) 原　宏，喜多村悦史，河　敬世，ほか：白血病治療を目的とする新生児のさい帯血由来造血幹細胞移植（輸血）術の支援システムに関する研究．大和証券ヘルス財団の助成による研究業績集, 20, 139-144, 1996.

6) Nagaya N, Kangawa K, Kanda M, et al.：Hybrid cell-gene therapy for primary pul-

monary hypertension based on phagocytosing action of endotherial progenitor cells. Circulation, 108：889-895, 2003.

7) 三澤真人，戸田暁成，若江武，ほか：複数さい帯血同時移植を施行した急性骨髄性白血病の 1 例．62-64，厚生労働科学研究費補助金ヒトゲノム・再生医療等研究事業「臍帯血を用いた造血細胞移植の確立に関する研究」平成 15 年度総括・分担研究報告書，2004．

8) Miyakoshi S, Yuji K, Kami M, et al.：Successful engraftment after reduced-intensity umbilical cord blood transplantation for adult patients with advanced hematological diseases. Clin Cancer Res. Jun 1；10（11）：3586-92, 2004.

（原　　宏）

第Ⅱ章 臍帯血の採取から凍結保存まで

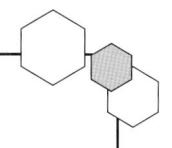

1．両親の同意と臍帯血採取

　日本さい帯血バンクネットワークは11の臍帯血バンクから成り，各臍帯血バンクには10ヶ所前後の臍帯血採取施設が登録され，毎日のように臍帯血が採取，搬送されている。品質（無菌性，有核細胞数）の高い臍帯血を採るために厳しい採取施設基準と採取手順が設けられ，臍帯血採取施設はそれらを遵守している。また臍帯血採取のための説明と同意が十分に行われ，プライバシーの保護にも細心の注意が払われている。このような臍帯血採取施設の日々の努力に支えられて，2004年8月に5周年を迎えたさい帯血バンクネットワークの事業は着実に発展し，多くの白血病患者の治療に貢献している。

　臍帯血は臍帯と胎盤の中を流れる胎児血で，血液を造るもととなる細胞（造血幹細胞）が豊富に含まれることが，1980年代前半に確認された。臍帯血移植とは，分娩のときに採取された臍帯血を調整・凍結保存して，白血病や再生不良性貧血などの患者への造血幹細胞移植に用いられる治療方法である。国内初の血縁者による臍帯血移植は1994年に行われ，国内初の非血縁者による臍帯血移植は1997年に行われた。その頃，臍帯血バンクを立ち上げる動きが全国各地で広がり，兵庫県では兵庫さい帯血バンクが1995年に兵庫医科大学臍帯血バンクとして産声をあげた。あさぎり病院（兵庫県明石市）は2000年から臍帯血採取施設として兵庫さい帯血バンクに協力するようになり，現在年間約270件の臍帯血採取を行っている。

　このように臍帯血採取施設が臍帯血を採取し，臍帯血バンクに運ぶという地道な作業が，臍帯血移植への第一歩といえる。本稿では，臍帯血採取施設が採

表 1　あさぎり病院 臍帯血採取基準書

1. 制定の目的
2. 臍帯血の採取施設および採取担当者の業務
3. 臍帯血提供の対象となる妊産婦
4. 説明と同意
5. 家族歴の聴取，問診および健康調査
6. 臍帯血の採取と保管
7. 分娩の記録の作成
8. 妊産婦の末梢血の採取と保管および検査結果の通知
9. 臍帯血等の引き渡し
10. 作業従事者の作業管理に関する事項
11. 臍帯血採取区域への立ち入り制限と設備の管理に関する事項
12. 改廃および施行

表 2　あさぎり病院 臍帯血採取手順

1. 臍帯血献血におけるインフォームドコンセント実施手順
2. 臍帯血採取決定手順
3. 臍帯血採取手順
4. 臍帯血採取後の母体血採取作業手順
5. 臍帯血発送手順
6. 臍帯血の輸送，保管に関する手順

取のための準備を整え，妊産婦へ説明と同意を行い，臍帯血を採取・搬送している現状を述べる。

A．妊産婦への説明と同意

　臍帯血の採取は，産科施設であればどこでもできるというわけではない。臍帯血が細菌で汚染しないための採取場所の整備と，また十分な量が採取されるための採取技術が必要とされる。そのために，「臍帯血採取基準書」(**表 1**)や「臍帯血採取手順書」(**表 2**)をあらかじめ準備し，臍帯血バンクに提出して採取施設として登録される。したがって臍帯血献血を希望する妊産婦は，登録された臍帯血採取施設に分娩予約する必要がある。

　妊産婦は妊娠初期から出産まで 15 回以上の妊婦健診を受ける。その間，臍帯血採取施設ではいろいろな形で妊産婦に臍帯血献血への協力をお願いしている。具体的には，外来・病棟での掲示物(さい帯血バンク Now，NPO 兵庫さい帯血バンクだより，ポスターなど)，妊娠・出産についての病院作成の冊子，外

来待合室でのビデオやDVDの上映，母親学級での案内，病院のホームページへの掲載などの啓蒙活動が行われている．妊婦からの自発的な献血の申し出を待つ病院が多いようだが，当院では妊娠10ヶ月に入った時点で「臍帯血の献血に協力しませんか？」などの声掛けを行っており，「献血したいがどうやって申し込んだらいいのかわからない」と悩んでいる妊産婦の疑問に答えている．さらに，分娩で入院された時点でも献血への協力をお願いしている．いかに積極的に案内と声掛けをするかで，献血してもらえる人数が決まると考えられる．

臍帯血バンク事業に賛同し献血希望のある妊産婦に対して，外来の妊婦健診や希望者を集めての説明会で説明と同意が行われる（図1）．同意書の説明についてのマニュアルは臍帯血バンクから提供され，それにしたがって詳しく説明する．同意書の内容は，紙面上には簡単に記載されているが，実際に妊産婦に説明する内容と注意点は数倍におよぶ．簡単にポイントを挙げる．

1）臍帯血が白血病などの治療に使われること
2）移植のための研究にも使われること
3）所有権が放棄されること
4）ウィルス検査のための採血を受けてもらうこと
5）遺伝子検査（HLA検査）を受けてもらうこと
6）6ヶ月後に母親のエイズ検査（省略できる）と母児の健康調査の書類を書いてもらうこと
7）同意しても基準を満たさないと献血できないことや保存できないことがあること
8）個人情報が厳重に保護されること

現在は臍帯血バンク用の同意書は1枚だが，今後は再生医療のための幹細胞バンクへの臍帯血提供が始められ，同意書が1枚増えることとなる．

B．採取の適否判定

妊産婦が臍帯血の提供を希望しても，妊産婦の合併症や既往歴，家族歴の内容によっては臍帯血を採取できないことがある．すなわち，「分娩前問診票」（図2）や「家族歴調査票」（図3）についても記載内容の判断基準がさい帯血バンクネットワークより示され，不適当な場合には献血をお断りしている．

1．両親の同意と臍帯血採取

臍帯血番号

同　意　書

特定非営利活動法人兵庫さい帯血バンク
理事長　芦尾　長司　殿

　　私は臍帯血バンクの必要性、臍帯血採取の安全性および個人のプライバシーが保護されることについて、＿＿＿＿＿＿＿＿＿＿＿＿病院＿＿＿＿＿＿科医師＿＿＿＿＿＿＿＿先生より別紙説明文書および口頭で説明を受け十分理解しました。
　　よって兵庫さい帯血バンクに対し、以下について同意します。

1、分娩に際して臍帯血を提供すること
2、提供した臍帯血が検査、調整保存、登録および移植または移植に関する研究に使用されること
3、2．については兵庫さい帯血バンクに一任し、その所有権は放棄すること
4、血液検査（肝炎、エイズ、HTLV-1、パルボウイルス B19、梅毒等）のために私が出産後採血されること
5、出産3～6ヶ月後にも血液検査のために私が採血のために来院し、採血されること
6、さい帯血移植のための組織適合性検査等において遺伝子検査をすること。また、移植成績向上を目的とした母児の遺伝子検査をする可能性があること
7、診療録の閲覧、問診票の記入に応じること
8、出産後6ヶ月を経過した段階での新生児および私の健康状態について情報を提供すること
9、提供に同意しても、諸般の事情によりさい帯血が採取、あるいは採取しても保存されない場合があること
10、採取施設が家族歴調査票、問診票、分娩の記録等の情報を兵庫さい帯血バンクに提供すること
11、同意書を提出後もその同意を撤回することができること。撤回しても私の不利益にはならないこと

　　　　　　　　血液検査結果の通知について　　□希望する　　□希望しない

　　同意年月日　平成＿＿年＿＿月＿＿日
　　　　　　　　　ふりがな（　　　　　　　　　　　　　）
　　署名　提供者（出生児の母親）＿＿＿＿＿＿＿＿＿＿＿＿＿＿　印
　　　　　　住所（連絡先）〒＿＿＿＿－＿＿＿＿＿＿＿＿＿＿＿＿＿＿＿＿＿＿＿
　　　　　　TEL　＿＿＿＿＿＿＿＿＿＿＿＿＿＿＿

出産後6～9ヵ月後の住所（連絡先）が現時点と異なる場合は以下にご記入ください。
　　住所（連絡先）〒＿＿＿＿－＿＿＿＿＿＿＿＿＿＿＿＿＿＿＿＿＿＿＿
　　　　　　TEL　＿＿＿＿＿＿＿＿＿＿＿＿＿＿＿

図１　同意書

出産前問診票

さい帯血番号

この問診票は、より安全な臍帯血移植を行うために皆様方の出産前の健康状態について伺うものです。不明の点は担当医にお尋ね下さい。

（平成17年7月12日改訂）

特定非営利活動法人　兵庫さい帯血バンク

質問事項	
1	この3年間に海外旅行をしましたか。／はい・いいえ 「はい」と答えた方 　それはどこですか。（国、都市名　　　　） 　いつ頃行きましたか。（　　年　　月頃） 　滞在期間はどれくらいですか（　　　　） 　旅行中、虫刺され、黄疸を伴う発熱を経験しましたか。／はい・いいえ 　帰国日（入国日）から4週間以内に体調不良、発熱、嘔吐、悪心、下痢、風邪様症状はありましたか。／はい・いいえ 　マラリア予防薬を服用しましたか。／はい・いいえ
2	1980年以降、通算1ヶ月以上 海外に滞在しましたか。／はい・いいえ 国名（　）時期（　年　月頃から　年　月頃まで）通算　年　月　日間） 国名（　）時期（　年　月頃から　年　月頃まで）通算　年　月　日間） 国名（　）時期（　年　月頃から　年　月頃まで）通算　年　月　日間） 国名（　）時期（　年　月頃から　年　月頃まで）通算　年　月　日間）
3	イギリスに1980年1月以降、1996年末迄、1日以上滞在しましたか。／はい・いいえ
4	今までに次の病気にかかったことがありますか。または現在かかっていますか。 　マラリア・シャーガス病・アフリカトリパノゾーマ症・バベシア症・レーシュマニア症／はい・いいえ
5	今までに輸血（献血ではありません）や臓器の移植を受けたことがありますか／はい・いいえ
6	B型やC型の肝炎ウイルス保有者（キャリア）と言われたことがありますか。／はい・いいえ
7	次のいずれかに該当することがありますか。 　①CJD（クロイツフェルト・ヤコブ病）及びその類縁疾患と医師に言われたことがある。 　②血縁者にCJD及び類縁疾患と診断された人がいる。 　③ヒト由来成長ホルモンの注射を受けたことがある。 　④角膜移植を受けたことがある 　⑤硬膜移植を伴う脳外科手術を受けたことがある。／はい・いいえ
8	この1年間に予防接種を受けましたか。／はい・いいえ 「はい」と答えた方 　予防接種の種類を教えて下さい。（　　　　） 　いつ頃受けましたか。（　　年　　月頃）

記入年月日　　　年　　　月　　　日

署　名　_____

図2　出産前問診票

兵庫さい帯血バンク
（平成14年11月10日改訂）

臍帯血番号

家族歴調査票

妊産婦氏名：_____

　以下の質問については、出生児を基にした親族関係として記入して下さい。罹患者欄には出生児との続柄を記入して下さい。

1-1．出生児の二親等以内（ご両親、祖父母、兄および姉）の方に血液疾患（造血器腫瘍、造血不全）、悪性腫瘍（家族性の発症が疑われる疾患）に罹患したことのある、または現在罹患している人はいますか。
　　　□なし　　□あり（罹患者　　　　　　病名　　　　　　　　　）

1-2．出生児のお母さんは、慢性疾患（糖尿病[インスリン依存型]、内分泌疾患、神経疾患、膠原病等）に罹患したことのある、または現在罹患していますか。
　　　□なし　　□あり（罹患者　　　　　　病名　　　　　　　　　）

2．出生児の三親等以内（二親等および曾祖父母、血縁のある叔父、叔母）の方に下記の疾患に罹患したことのある、または現在罹患している人はいますか。
　　　□なし　　□あり（罹患者　　　　　　病名　　　　　　　　　）

1) <u>赤血球系疾患</u>：鎌状赤血球症、サラセミア、ファンコニー貧血、G6PD 他赤血球酵素異常、球状赤血球症、楕円赤血球症、ポルフィリン症、ダイアモンドブラックフアン症候群等
2) <u>白血球異常症・免疫不全症</u>：重症複合免疫不全症、低 γ-グロブリン血症、Wiskott-Aldrich 症候群、Nezelof 症候群、ADA 欠損症、PNP 欠損症、DiGeorge 症候群、毛細血管拡張性運動失調症等
3) <u>血小板異常症</u>：Glanzmann 血小板無力症、Bernard-Soulier 症候群、遺伝性血小板減少症、血小板storage pool 病等
4) <u>代謝性疾患</u>：Tay-Sachs病、Gaucher 病、Niemann-Pick 病、Hurler 病、Hunter 病、Lesch-Nyhan 症候群、Sanfilippo 病、ロイコジストロフィー等
5) <u>その他</u>：遺伝性疾患、Alport 症候群、Creutzfeldt-Jakob 病

記入日　平成　　年　　月　　日

採取施設名_____　　記入者_____

図 3　家族歴調査票

問診票は，移植を受ける患者への感染予防の立場からチェック項目が細部にわたり，新しく血液を介した感染症が登場すると，問診の項目に追加採用される。たとえば，プリオン病（クロイツフェルト・ヤコブ病，牛海綿状脳症）の感染対策として2001年7月から出産前・後2枚に内容が増え，2002年1月からヨーロッパ在住経験が7ヶ国から10ヶ国に増え，海外渡航歴が大きく関係する。また，2003年からSARSに対する対策として，帰国後1週間以内の発熱など健康状態の調査も行われる。その結果，採取の適否の判定にはより細心の注意が必要となる。

遺伝性疾患がないことを確認するために，家族歴が調査される。聞きなれない遺伝疾患が並び，難しく感じる妊産婦も多いようだ。

同意書など計3枚の書類の内容を確認し，献血に適していると判定された書類を病棟やカルテに保管して分娩に備える。

C．分娩時の臍帯血の採取

臍帯血の献血を希望した妊産婦が分娩で入院すると，保管された同意書などの書類が確認され，「臍帯血採取 有」と分娩経過表などに表示され，献血の準備が行われる。分娩時に採血用バッグと消毒液（ポビドンヨード，消毒用アルコール）が分娩セットの中に用意され，臍帯血採取が行われる。帝王切開術時の臍帯血採取は，採取施設によって対応が異なり，採り方もさまざまである。当院では胎児ジストレスなどの緊急時を除き可能な限り採取している。

一般に，臍帯血をできるだけたくさん採取するために，臍帯をできるだけ新生児側で切断するようにする。また採取時期は胎盤娩出前と娩出後に分けられる。胎児娩出後から胎盤娩出までは待機の時間であり，産科医や助産師が余裕をもって臍帯血を採取することが可能なため，胎盤娩出前の採取が一般的である。しかし，産科医や助産師にとって臍帯血採取は，産婦と新生児の管理という本来の業務以外の行為であることを肝に銘じなければならない。

採血にはテルモ血液バッグACD，"A"液（コード番号：BB-SA207J9）を使用している。実際の採取の流れを以下にまとめる。

1）臍帯表面，特に穿刺部分を十分に消毒する
2）採血針のプロテクターを回して外す
3）採血針を臍帯静脈に穿刺し，自然落下により採取する。このとき臍帯血

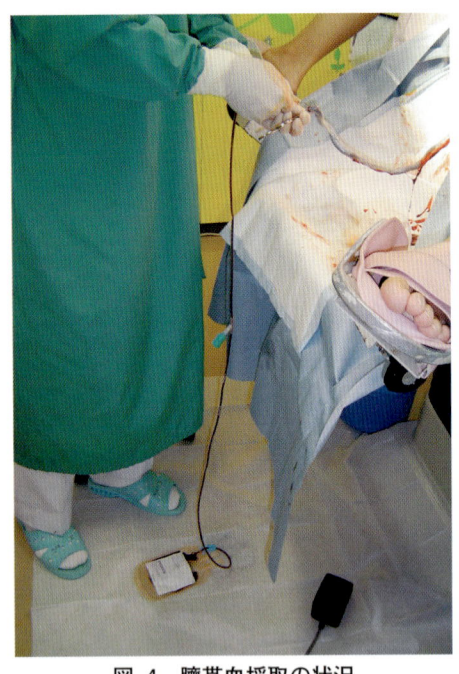

図 4 臍帯血採取の状況

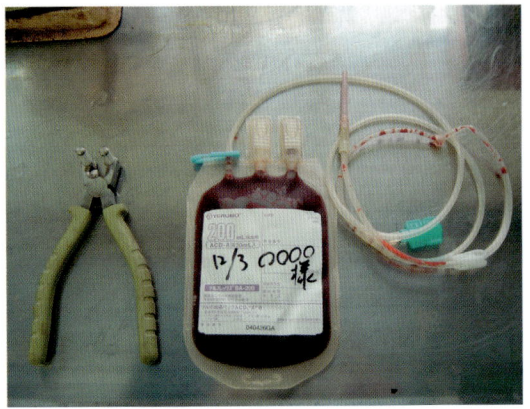

図 5 採血バッグとペンチローラー

と抗凝固剤を混和させるため，緩やかにバッグを転倒混和する（図 4）
4）採取終了後は抜針し，プロテクターを付ける
5）ローラーペンチを用いて，チューブに残った臍帯血をバッグ内に入れる
6）クレンメを 2 ヶ所とも閉じる
7）ただちに採血バッグに妊産婦氏名を記入する（図 5）
8）分岐部と採血針の間で，チューブを 1 ヶ所結紮し，冷蔵庫にて保存する

　臍帯血の採取の間，新生児は妊産婦に抱かれたり体重を測定されるため，採取による影響はまったく受けない。妊産婦も同様である。
　臍帯血が無事採取されると，妊産婦の血液検査（肝炎や HIV など）のための採血が行われる。「出産後問診票」（図 6）を妊産婦に記入してもらい，医師または助産師は「分娩の記録」を記入する。
　このように希望通りに臍帯血が採取できればありがたいのだが，実際には同意書などを提出してもらい献血の申し出があるにもかかわらず採取できない場合がある。その第一の原因は週末・休日前など，臍帯血バンクが処理できない時間帯があることで，採取病院の最大の悩みとなっている。また，兵庫さい帯

出 産 後 問 診 票

さい帯血番号

この問診票は、より安全な臍帯血移植を行うために皆様方の出産後の健康状態について伺うものです。不明の点は担当医にお尋ね下さい。

特定非営利活動法人兵庫さい帯血バンク

	質問事項	
1	次の病気や症状がありましたか。 　3週間以内：はしか(麻疹)、風疹、おたふくかぜ、帯状疱疹、水痘 　1ヶ月以内：発熱を伴う食中毒用の激しい下痢 　6ヶ月以内：伝染性単核症	はい・いいえ
2	リンゴ病(伝染性紅斑)を発症したことがありますか。 　2.で「はい」と答えた方 　　いつ頃治りましたか(　　　年　　　月頃)	はい・いいえ
3	出産前の1ヶ月間に家族にA型肝炎やリンゴ病(伝染性紅斑)を発症した人はいますか。	はい・いいえ
4	出産前の1年間に次のいずれかに該当することがありましたか。 　①ピアスホールを開けた。またはいれずみ(タトゥ)をした。 　②使用後の注射針を誤って自分に刺した。 　③鍼治療を受けた。 　④肝炎ウイルス保有者(キャリア)、エイズ(HIV)感染者と性的接触等密接な接触があった。	はい・いいえ
	「はい」と答えた方 　いつ頃でしたか。(　　　年　　　月頃) ピアスホールを開けた方に伺います。該当するものに○を付けて下さい。 　・使い捨ての針で開けた。(　1人のみ使用　/　2人以上で使用　) 　・医療機関で開けた。 　・針がそのままピアスになるもので開けた。 　・その他(　　　　　　　　　　　　)	
5	出産前の1年間に次のいずれかに該当することがありましたか。 　①不特定の異性と性的接触をもった。 　②エイズ検査(HIV検査)で陽性といわれた。 　③麻薬、覚醒剤を注射した。 　④①～③に該当する者または男性同性愛者と性的接触をもった。	はい・いいえ
6	出産前の10日以内に次のいずれかに該当することがありましたか。 　①「原因不明の重症急性呼吸器症候群(Severe Acute Respiratory Syndrome/SARS)」と疑われた人を看護、介護した。 　　または、患者の気道分泌物、体液に触れた。 　②「SARS」と疑われた人と近距離で接触した。 　　または、同居していた。	はい・いいえ

記入年月日　　　　年　　　月　　　日

署　名

図6　出産後問診票

血バンクでは採取後24時間以内の処理を目指しているために，次の日の処理に間にあうか，という搬送上の問題もある．また，採取量は2003年4月に50 mlから60 ml（有核細胞数$3.0×10^8$から$6.0×10^8$）に変更されたため，搬送されても処理・保存されない臍帯血が増えている．ただ最近は保存に適さない臍帯血でも，臍帯血移植や再生医療の基礎研究に使われ，善意がまったく無駄になっているわけではない．

D．ボランティアによる臍帯血バンクへの搬送

臍帯血採取施設で採られた臍帯血は，いろいろな形で臍帯血処理施設（臍帯血バンク）に運ばれる．採取施設の職員，運送会社，ボランティアグループによる搬送が一般的である．当院では「兵庫さい帯血バンク支援ボランティアの会」の方々にお願いしている．各採取施設の近くに住んでいる方々がグループを作り，毎朝担当の方が病院に電話で確認して来院し，臍帯血と書類一式を片道約1時間かけてバンクまで運んでいる．夏の暑い時期には，保冷バッグの中に氷を入れて運んだり，臍帯血提供者のプライバシー保護のために2003年1月から臍帯血搬送時の書類を封印するなど，臍帯血の搬送にもいろいろな注意が払われている．

E．当院での採取状況

当院は2000年から兵庫さい帯血バンクの採取施設になり，毎年多くの方の善意により臍帯血の献血を行っている．2004年は1,024人の分娩に対し献血希望者は497人で実際に献血し搬送できた数は271人であった．このように毎年安定して臍帯血を採取し続けることは大変難しく，また根気のいる作業であるが，臍帯血バンク事業を支える根幹であると考え今後も継続して採取する予定である．

F．まとめ

臍帯血移植は，その有効性がようやく一般に知られるようになり，骨髄移植と同等の治療効果があると評価され，第1選択になりつつある．より多くの採取施設が臍帯血バンクに登録され，質の高い臍帯血が採取・保存されれば，白

血病で苦しむ患者の治療に大いに役立つこととなる。個人の産科施設から大規模病院まで，臍帯血採取にかかわるすべてのスタッフのたゆまぬ努力でかけがえのない命を救うことができる。日本さい帯血バンクネットワークのさらなる発展を期待している。

参考文献

(1) 原田実根，加藤俊一，薗田精昭：新しい造血幹細胞移植，南江堂，1998．
(2) 鎌田　薫 ほか：日本さい帯血バンクネットワーク5年のあゆみ　明日に向かって，日本さい帯血バンクネットワーク，2004．

（三村　治）

第Ⅱ章 臍帯血の採取から凍結保存まで

2．臍帯血採取の実際

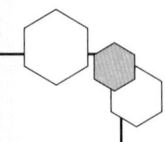

　日本で臍帯血バンクを介した臍帯血移植が最初に行われたのは1997年2月であった。その後臍帯血の供給数/移植数は年々右肩上がりに増加し，今では先輩である骨髄バンクと肩を並べるほどに成長した。ちなみに2003年度と2004年度はそれぞれ734本と677本の臍帯血を供給し，うち700本と667本が移植に使用された。

　しかしながら臍帯血バンクが将来にわたって成長し，移植医療に貢献していくためには，採取/保存される臍帯血の"数，量，質"を，今まで以上に"より数多く，1本の採取量をより多く，内容をより良質に"することが望まれる。

　本稿では，①東京都赤十字血液センター臍帯血バンクおよび東京衛生病院の採取成績を示しながら，②産科外来および病棟における臍帯血献血の啓蒙活動，③実際の臍帯血採取における作業手順と注意点，④"良質な臍帯血"を採取するため当院で行っているテクニックやコツ，⑤現時点での問題点などについて，写真や図表を交えて解説する。

A．東京衛生病院について

　東京衛生病院はキリスト教会の1つであるセブンスデー・アドベンチスト教会によって創立された，東京の山の手，杉並区の住宅街にある地域密着型急性期病院である。開設は1929年で，病床数は188床，年間の分娩数は1,500件前後である。

　当院は2001年4月より東京都赤十字血液センター臍帯血バンクに参加して

いる。当バンクには我々を含め計7病院/医療センターが臍帯血採取協力病院として参加している。

B．臍帯血の採取，保存，登録状況

1）東京都赤十字血液センター臍帯血バンク（図1）

　東京都赤十字血液センター臍帯血バンク全体での臍帯血採取数/登録数はそれぞれ2001年度で1,133/675，2002年度で1,274/808，2003年度では879/445，2004年度では764/319であった。登録率（登録数÷採取数）はそれぞれ2001年度60%，2002年度63%，2003年度51% 2004年度42%である。採取された臍帯血が登録されない最大の原因は細胞数不足である。

　2003年度以降の採取数がそれ以前に比べ大幅に落ち込んでいるが，そのおもな理由はさい帯血バンクネットワークが2003年度から保存細胞数の最低基準を引き上げたことによるものと考えられる（後述）。登録率の低下も同じ理由によるものと推察される。2004年度の登録率は2003年度にも増して低くなっているが，2004年度の登録数に関しては2005年9月の時点で103個がまだ登録待ちの段階にあり，現時点での319個より相当数増加する見込みである。もし将来，登録待ちの103個すべてが登録されたと仮定すると，2004年度の登録数は422個，登録率55%となる[注1]。

2）東京衛生病院での採取状況（図2）

　当院で採取された臍帯血に限った場合の採取数と保存数は，2001年度でおのおの343/291，2002年度452/401，2003年度352/243，2004年度395/277であった。採取数に対する保存成功率は2001年度85%，2002年度89%，2003年度69%，2004年度70%である。

　また最終的に諸検査にパスし，臍帯血バンクに登録された臍帯血数は，2001年度270個，2002年度382個，2003年度237個，2004年度233個であり，採取数に対する登録率は2001年度79%，2002年度84%，2003年度67%，2004

注1；採取数とは採取病院で採取され臍帯血バンクに移送された臍帯血の数であり，採取はしたものの採取血液量がバンクの基準を満たさず，採取施設において廃棄されたものは含まれない。保存数とは採取施設からバンクへ移送された後，バンクでの幹細胞分離調製と感染症などの諸検査に合格し保存された臍帯血の数である。登録数とは保存調整後6ヶ月の経過観察で異常が認められず，また健康調査の返信も確認され，最終的に臍帯血バンクに登録された臍帯血の数である。

注2；当院採取の臍帯血に限った登録待ち数に関するデータはない。

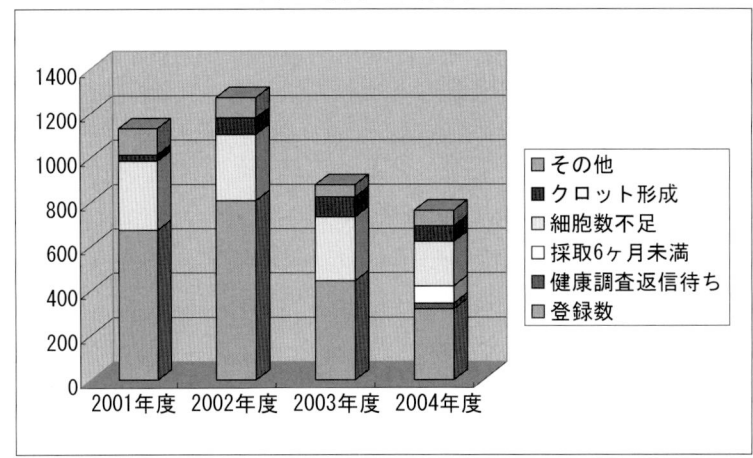

(東京赤十字血液センター臍帯血バンク)

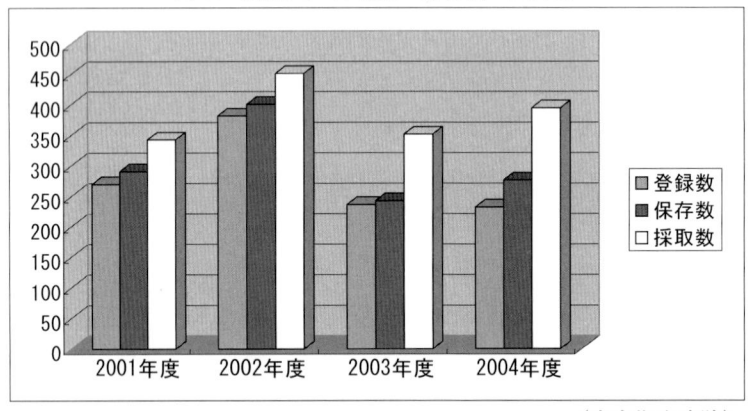

(東京衛生病院)

年度59％（登録待ちは除く）となる注2)。

　当院の保存成功率，登録率はバンク全体（図1）に比べやや高率であるが，2003年度の落ち込みはバンク全体と同様である。

3）臍帯血の採取数，保存数，登録数低下の原因

　2003年4月から日本さい帯血バンクネットワークは保存細胞数の最低基準を引き上げた。具体的数字を挙げると，採取された臍帯血中に含まれる有核細胞数が $7.5×10^8$ 個以上でないと保存しないこととした（それまでの最低許容基準は $5×10^8$ 個以上）。その理由は，実際の移植現場においては当然のことなが

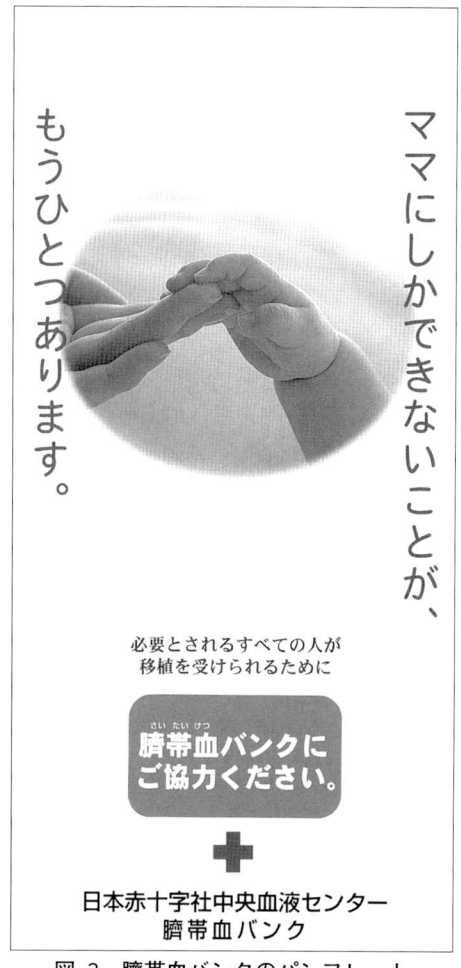

図 3　臍帯血バンクのパンフレット

ら，有核細胞数の多い臍帯血から優先的に使用され，有核細胞数の少ない臍帯血はいつまでたっても"お声が掛からず"使用されずに貯まっていく傾向がみられるからである．この決定を踏まえ，採取協力病院においても 2003 年度より，バンクに送付する臍帯血の採取下限量を 30 ml から 50 ml へと引き上げた（49 ml 以下は採取病院にて廃棄処分とする）．

　2003 年度以降にみられる臍帯血保存数・登録数の減少は，採取数全体が減少していることから，採取血液量の下限設定の引き上げがおもな原因と思われる（図 1，図 2）．しかし保存率（保存数÷採取数）にも低下がみられることは，"採取量の引き上げ"以外の原因が存在することを示唆している．少なくとも当バンクにおいては，クロット形成による保存不可検体の増加（後述）がその原

因の1つと考えられる。

C．臍帯血採取の実際

1）産科外来や病棟における臍帯血献血の案内

産科外来および病棟に臍帯血バンクのポスターと広報誌（さい帯血バンクnow）を貼り，また外来や病棟に設置されているインフォメーションラックに臍帯血バンクのパンフレット（図3）を置いている。

また妊娠週数別に月4回行っている母親学級の，妊娠後期と分娩を扱う学級で臍帯血献血と臍帯血バンクについて簡潔に説明する。しかしけっして強要ではなくボランティアであることも強調している。

通院中32週から34週の外来受診時に臍帯血バンクのパンフレット（図3）を妊婦全員に渡すことにしている。ただし最初から感染症などで適応外の妊婦は除いている。続いて10ヶ月検診の始まる36週の時点で臍帯血献血の意思の有無を尋ね，献血を希望，または興味をもった妊婦には詳細な説明パンフレット（図4）を渡すようにしている。この中には臍帯血献血に関する詳細な情報とともに妊婦の書く同意書と家族歴アンケート用紙が挟まれている。この36週で臍帯血献血の意思を尋ねてみる行為が，どうしようかと迷っている妊婦の気持ちを固めさせる一助となっているようである。

また当院はいわゆるキリスト系の病院であり，以前より各種のボランティア活動が盛んである。そのせいか，職員にも受診する患者にもボランティア活動に対する理解の深い人が多く，このことが臍帯血献血への理解や採取数の多さにつながっている可能性もあると思われる。

2）当院における臍帯血採取の条件

当院では臍帯血の採取は24時間体制で行っている。ただし夜間の採取は当直体制に余裕のある場合に限っている。帝王切開時の採取は行わず，経腟分娩に限って行っている。

採取された臍帯血は採取後24時間以内に遠心分離操作を行う必要があるため，臍帯血バンクの閉まっている時間は採取できない。採取された臍帯血のバンクへの搬送ピックアップは通常午前9時前後なので，金曜日の朝9時以降から日曜日の朝9時までの臍帯血採取は行っていない。

また商業ベースの臍帯血バンクやそれらの利用を希望する個人からの臍帯血採取は断っている。

臍帯血提供についての説明
(さいたいけつ)

（Ｉ） 臍帯血とは

　臍帯とは、へその緒のことです。赤ちゃんがお母さんのお腹の中にいる時はお母さんからの栄養を赤ちゃんに運ぶ役目をしていますが、生まれた後はもう使われないので切ってしまいます。赤ちゃん側に残っているほうも数日でひからびてしまい、古くから「へその緒」として記念とするのはこの部分です。お産の直後に臍帯と胎盤に残っている血液（約50-150ml）を臍帯血と呼びます。臍帯血には造血幹細胞（血液をつくる源となる細胞）がたくさん含まれています。

（Ⅱ） 造血細胞移植とは

　「骨髄移植」についてお聞きになったことがありますか？白血病や再生不良性貧血などの患者さんに、健康な人の骨髄を移植して、病気を治そうとする治療法です。移植された骨髄が元気に働くためには白血球の型（HLA）が一致していることが必要です。しかし、白血球の型が合う人は、兄弟間でも４人に１人の確率でしか見つかりません。血縁でない人の間では数百人から数万人に１人しか見つかりません。日本では骨髄バンクで健康な人の白血球の型を登録していますが、型の合う人が見つからないこともあります。

　さて15年ほど前、骨髄液の代わりに臍帯血を使った造血細胞移植が報告されました。臍帯血移植では骨髄移植の場合ほどには白血球の型を厳密に合わせる必要がないので適合する臍帯血を見つけることが容易になります。また、臍帯血は事前に保存されているので移植までの期間が骨髄移植の場合より短いのも特徴です。日本にも「臍帯血バンク」がつくられ、「日本さい帯血バンクネットワーク」を通して臍帯血移植を受けられる患者さんが最近非常に増えています。

（Ⅲ） 臍帯血の採取について

　赤ちゃんが産まれ臍帯を切り離した時、胎盤はまだ母体にとどまっています。この後に（後産の前に）、臍帯の血管に針を刺して臍帯と胎盤に残っている血液を採取します。ですから、お母さんにも赤ちゃんにも苦痛はありませんし、分娩の経過にも全く影響はありません。万一、お産の経過中に赤ちゃんやお母さんに何らかの問題が生じて臍帯血を採取する余裕がないような場合は、もちろん臍帯血は採取されません。

図４　臍帯血提供についての詳細な説明パンフレット

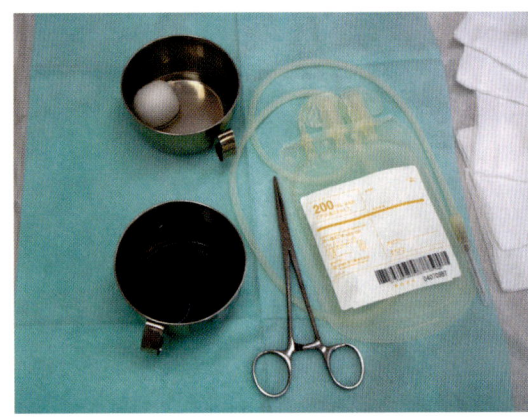

図 5　臍帯血採取セット

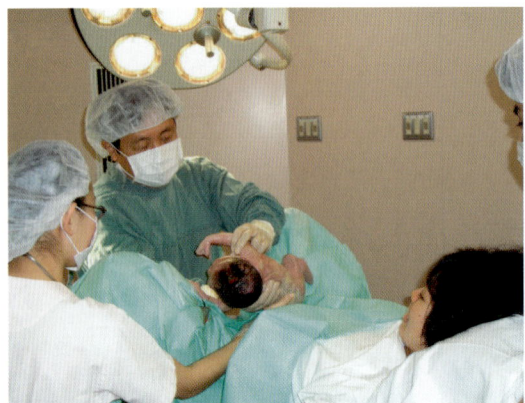

図 6　新生児を母親のおなかの上に乗せるところ

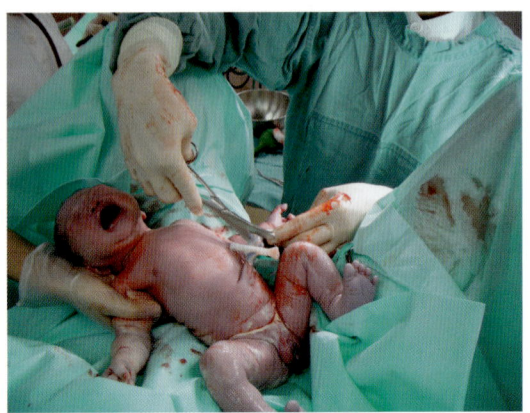

図 7　おなかの上で臍帯を切断する

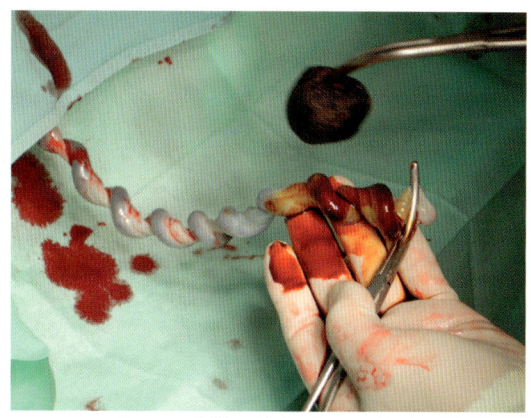

図 8　臍帯の消毒（イソジン）

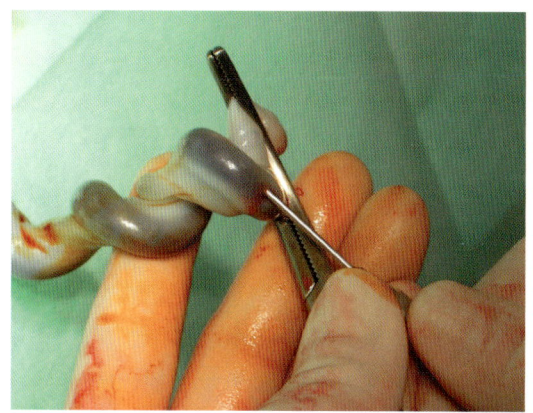

図 9　臍帯の穿刺

3）臍帯血採取の実際

　注意すべきおもな重要点は，1パックあたりできるだけ多くの臍帯血を採取すること，細菌感染を起こさないようにすること，クロットを作らないようにすることである。

　　a）臍帯血採取のため分娩時に用意しておくセット（臍帯血採取セット）を図5に示す。200 ml用の輸血バッグ，それぞれ消毒用イソジン液（10％）と70％イソプロパノール液が入ったカップならびに綿球，クリップ用のペアン鉗子である。

　　b）出生後，新生児はただちに母親の腹の上に乗せられ，母親と対面し，そこで臍帯の結紮と切断を行う（図6，7）。通常，本邦において行われている分娩直後の新生児処置は，母親より下位に位置する処置台で行われる

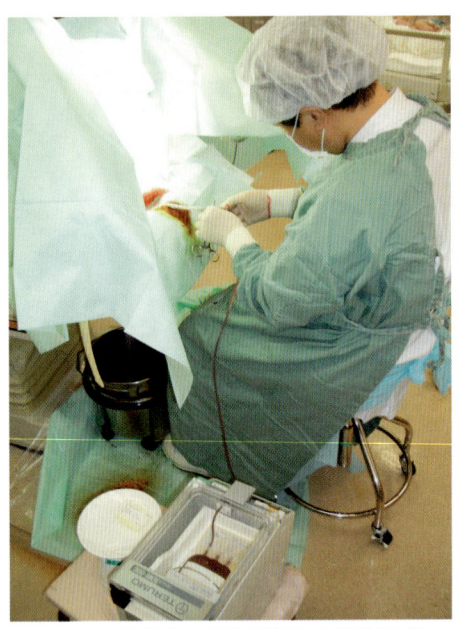

図 10　臍帯血の採取風景と自動混和機

ことが多いが，当院では産科開設当初からこの方法を採用している。新生児が母親(胎盤)より高い位置で処置を受けることが，当院で採取される臍帯血の平均採取量が他施設に比べて多い理由の1つかもしれない(後述)。

c) 新生児をインファントウォーマーに移した後，臍帯血の採取に移る。穿刺予定箇所の臍帯部分を約10〜15 cm 消毒用イソジン液(図8)，続いて70%イソプロパノール液で消毒し，できるだけ胎盤から遠い位置で臍帯を穿刺する。図9のようにペアン鉗子ごと臍帯を把持すると手ブレが少なく安定した採取ができる。

d) 穿刺と同時に，臍帯血にクロットができないよう止血剤との混和を開始する。当院では当初，輸血バッグの混和を手作業で行っていたが，クロットの生成を減らすためと，臍帯血の採取中から採取後にかけて分娩室スタッフの1名がそれにかかりっきりになることから，3年前から自動混和機を採用している(図10)。参考までに記載すると，混和機の製品名はヘモクイック AC-183(テルモ社)である。価格は定価36万円とやや高価であるが，血液バッグ専用の吸引式採血機で，血液と血液バッグ内の抗凝固剤を混和するとともに，重量を測定し採血量もコントロールできる。ただし当科では吸引圧はゼロとし，高低差を利用した自然落下で採血している

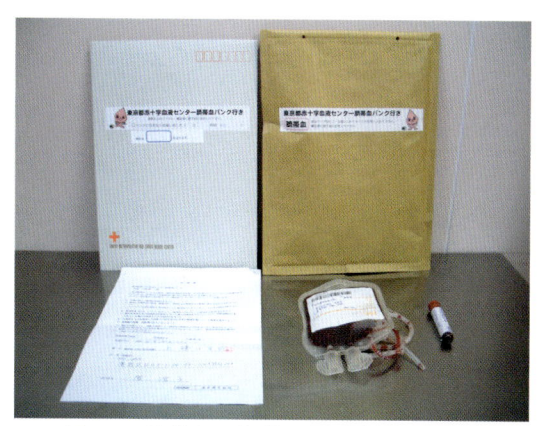

図 11　臍帯血の搬送用バッグとその内容

(図 10)。

　採取中は空気中の浮遊細菌による汚染を避けるため，なるべく空気が混入しないように注意する。そのため膨隆した血管を求めて何回も穿刺することは望ましくなく，可能な限り1回の臍帯穿刺で終了するように努力している。採取終了時には針を切り落とし，チューブを2ヶ所で結紮する。採取終了後も混和機はすぐに停止させず，約5分間混和を続ける。

　採取が終了するまで子宮の氷冷，エルゴメトリンの静注は行わない。

e）母親からの採血

　首尾よく臍帯血が採取され，その量もバンクに送れるだけの基準に達している場合（実質血液量として50g以上），母親から採血を行い，臍帯血や書類とともにバンクへ送付し，母体の感染症の有無を検査する。

f）臍帯血の保管と搬送

　採取された臍帯血は日の当たらない室内で通常の室温で保管する。臍帯血のバンクへの搬送には安全かつ個人情報を守れる特別専用バッグを用いている（図 11 右上の茶封筒）。バッグにいれるものは臍帯血，母親の血液サンプル，書類（同意書と家族歴アンケート），書類を入れる封筒（図 11 左上）の4点である。

　書類の不備により，せっかく採取できた臍帯血が使用できず廃棄せざるを得ない場合もまれにある。入院時に忘れず同意書と家族歴アンケート用紙を受け取り，搬送前には記載事項に間違いや漏れのないことを再確認しておくのも大切である。

　臍帯血の採取病院からバンクへの搬送は，ボランティアもしくは宅配業

者が行っている．業者に依頼する場合は有料であるが，業者の好意により通常より廉価にて協力していただいている．

D．より良質な臍帯血を採取するためのヒント

1）より数多く採取する

外来にポスターを貼ったり母親学級で説明することに加え，外来診療時にもパンフレットなどを手渡しすることが潜在的ボランティアを掘り起こしていると思われる．ただし強制的，強要的にならないよう注意が必要である．

2）1本の採取量をより多くする

採取しバンクへと搬送された臍帯血が登録されない原因の第1位は有核細胞数の不足である（図1）．当院で採取される臍帯血の保存率が高いことは前述したが，その理由の1つとして1本の臍帯から採取される血液量の多さが考えられる．

採取血液量が多い理由についてはバンク内でさまざまな要因を検討したが，現時点では出生直後で臍帯切断前の新生児を母親の腹の上に乗せること以外，説明可能な因子がみあたらない．すなわち，新生児を母親（胎盤）より高位に置くことが，臍帯血が胎盤方向へ移動するのを促し，結果として胎盤～臍帯に留まる血液量が増加するのではないかと推測される．

我々の方法では新生児に残るトータルの血液量が減少し，新生児貧血の頻度が増加するのでは？　との懸念もあるが，当院では開院以来数十年この方法で分娩を行っており，当院で出生した新生児に貧血が多いとのデータはない．

3）内容をより良質にする

細菌感染例は今のところ非常に少なく，細菌感染防止のための臍帯消毒操作は現状の方法（イソジン＋イソプロパノール）で十分であろう．また空気中に浮遊する細菌からの感染を減らすため，バッグになるべく空気が混入しないよう，臍帯穿刺は可能な限り1回で済ませるようにする．

最近の研究により，まだ予備的なデータではあるが，新生児を胎盤の位置より高位に置くことで採取される臍帯血量が有意に増えること，1本の臍帯に対して行われる穿刺の回数が多いほど感染率が上昇することが証明されている．

この2～3年クロット形成による登録不可例が増加し，無視できない問題となりつつある．その詳細は次項にて述べるが，現時点で対応可能な予防策は，臍帯の穿刺と同時にバッグの振盪を開始することと，採取終了後も混和機はす

ぐに停止させずしばらく混和を続けることぐらいである。

E．現在の問題点（クロット形成）

クロット形成率の上昇が，現時点で大きな問題となっている。2001年度前期はクロット形成の判定基準がまだ明確ではなかったため，2001年度のデータは正確なものではないが，参考記録として述べると，東京都赤十字血液センター臍帯血バンクにおいて採取1,133個に対しクロット形成は28個，クロット形成率は2.5%であった。

判定基準が明確に定義された2002年度以降のクロット形成は，2002年度で採取1,274個に対しクロット形成76個で形成率6%，2003年度は採取879個に対しクロット形成89個で形成率10%，2004年度は採取764個に対しクロット形成70個で形成率9%と2003年度から増加する傾向がみえる。

自動血液混和器を使用している当院のみのデータでも2001年度が採取343件に対しクロット形成12個で形成率2.9%，2002年度は採取452個中21個で5%，2003年度は352個中36個で10%，2004年度は395個中32個で8%と，やはり2003年度からクロット形成率の増加がみられる。

このクロット形成率上昇の原因は，いくつか検討された。1バッグに含まれる抗凝固剤の量は一定であることから，採取血液量が多すぎると相対的に抗凝固剤の量が不足してクロットを形成するという可能性については，クロットの形成と採取された臍帯血の量の間に相関関係は認められず，これが原因とは考えにくい。また，採取/保存の手技に関しては，この3年間大きな変更はなされておらず，テクニカルなものが原因とも考えにくい。現在当バンクおよび臍帯血採取協力病院にて精査中であるが，いまだ解明に至っておらず，今後の研究課題となっている。

謝辞

東京衛生病院産婦人科の伊藤武夫部長，原　澄子医長，大村伸一郎医師，早田弘美医師に感謝します。また同院産科外来，分娩室，産科病棟のスタッフに感謝します。彼女たちの献身的協力なしにこれだけの数の臍帯血採取を行うことは不可能でした。最後に快くデータの提供に応じてくださった東京都赤十字血液センター臍帯血バンクの高梨美乃子先生に感謝します。

（樋口泰彦）

第Ⅱ章 臍帯血の採取から凍結保存まで

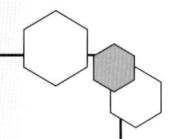

3．臍帯血のプロセッシング

　産科病院で採取された臍帯血は臍帯血バンクに搬送され，そこで検査のため少量の血液をサンプリングした後，細胞処理（セル・プロセッシング）され，移植出庫時まで液体窒素中で長期間凍結保存される。

　臍帯血バンクでプロセッシングが必要であるおもな理由は，移植に不必要な赤血球や血小板，血漿を除くこと，容量を小さくし保存スペースなどの効率を上げることにある。本稿では，各臍帯血バンクにおいて行われている細胞プロセッシングについてその概要を述べる。

A．プロセッシング

　初期には臍帯血中の造血幹細胞はフィコールなどを用いた比重遠心法では回収率が低いことから，臍帯血全血を移植しなければならないと考えられていたが異型赤血球のリスクへの危惧があった。New York 血液センターの Rubinstein らは，ヒドロキシエチルスターチ（hydroxyethyl starch；HES）を添加することにより，赤血球を凝集除去，さらに血漿を除いて白血球細胞を濃縮する HES（ヘス）法を開発した[1,2]。一方，ヨーロッパにおいては，従来輸血において白血球による輸血副作用を防ぐために血液製剤からの白血球除去がはやくから認識されており，そこで開発されてきた白血球層（バッフィーコート）を除く Top & Bottom（トップ・アンド・ボトム；TB）法を臍帯血に利用して，造血幹・前駆細胞を含むバッフィーコートを回収，凍結保存する TB 法が開発されてきた。凍結保存に関しては通常 10％（v/v）のヂメチルスルフォキシド

(dimethyl sulfoxide；DMSO) を凍害保護剤とし，プログラムフリーザーなどを用いて緩速な冷却速度で凍結，液体窒素中（－196℃）にて保存されてきた。Rubinstein らはプログラムフリーザーと液体窒素タンクが一体化し，多検体を保存するために臍帯血の容量を 25 cc まで濃縮し凍結バッグにて保存する Bio Archive システム（Thermo Genesis 社，サクラメント，米国）高機能保存システムを開発した[1]。このシステムは大規模の臍帯血バンクにおいて広く使用されるようになってきている。

国内の臍帯血バンクでは HES 法が主流であり，一部バンクにおいて TB 法でプロセスが行われている。海外においては，米国では HES 法が，ヨーロッパでは TB 法が主流となっている。なお，臍帯血のプロセッシングで指標となる有核細胞の回収率については，HES 法，TB 法共に 85〜90％前後で大きな差はない。

1）HES 法

HES 法（図 1）とは，採取した臍帯血に HES を加える（図 2）ことにより，臍帯血中の赤血球をルロー現象により凝集させた後，1 回目の遠心分離（図 3）によって沈降した赤血球画分を除去（図 4），2 回目の遠心分離で，血漿成分を除く血球画分（造血幹・前駆細胞が含まれている）を沈降させ，上清の血漿を除くことにより，造血幹・前駆細胞を濃縮する手法である。一般の輸血バッグに類似のプロセス用バッグシステムおよび周辺機器と，遠心分離機が必要であるが，半閉鎖系でのプロセスのため，プロセス中の雑菌混入，感染の危険性が低いことが特徴である。一方で操作は少し煩雑で時間（約 2 時間）がかかること，特に赤血球除去に際して，ある程度の熟練が必要な点が難点として挙げられる。

2）TB 法

TB 法は，バッグの上下 2 ヶ所に採血ラインのある特殊なバッグに臍帯血を移しバッグごと遠心，その後専用の機器にバッグをセットしてプレス，上から血漿画分，下から赤血球画分を同時に除去することにより造血幹細胞を濃縮する手法である。操作が簡単で，細胞回収率が高いこと，作業時間も約 1 時間と短いことが特徴であるが，赤血球や顆粒球の混入が多いこと，専用の機器，バッグシステムが必要である点が難点として挙げられる。

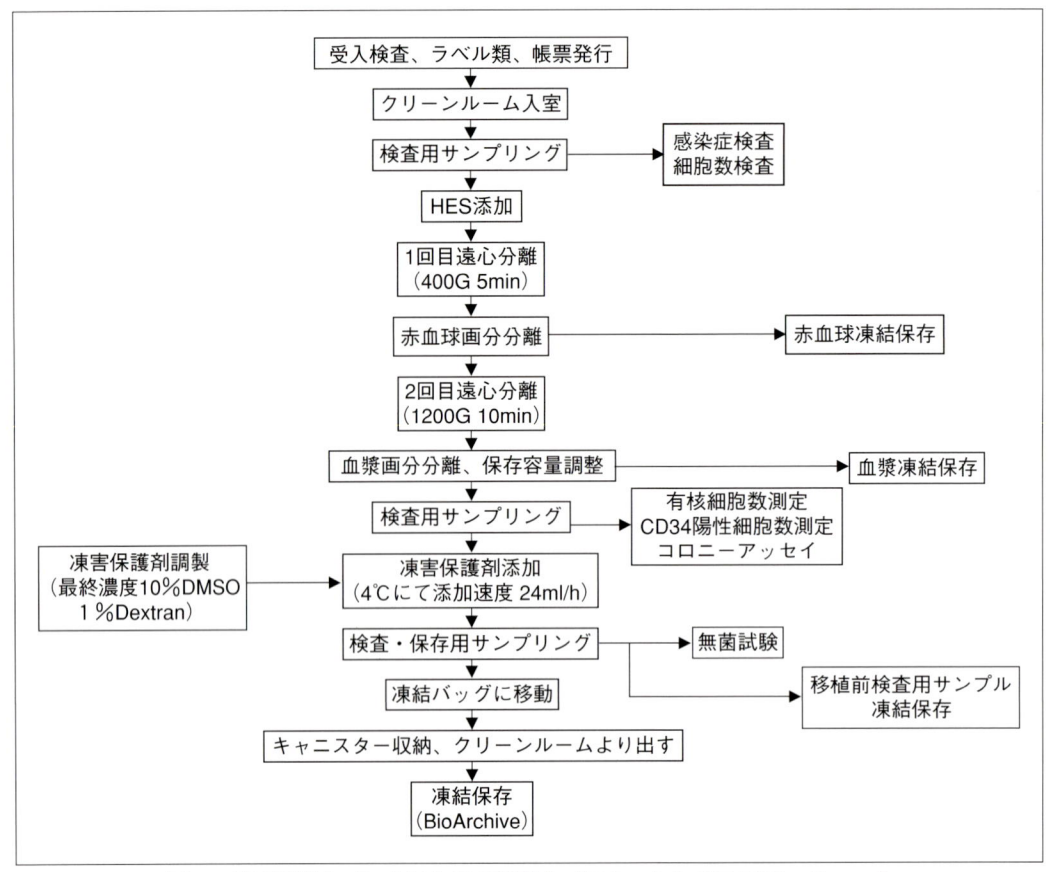

図1 東京臍帯血バンクにおける臍帯血プロセッシングのフローチャート

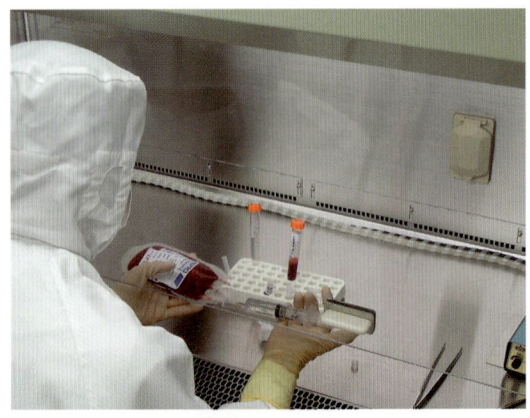

図2 採取した臍帯血バッグへのHESの注入

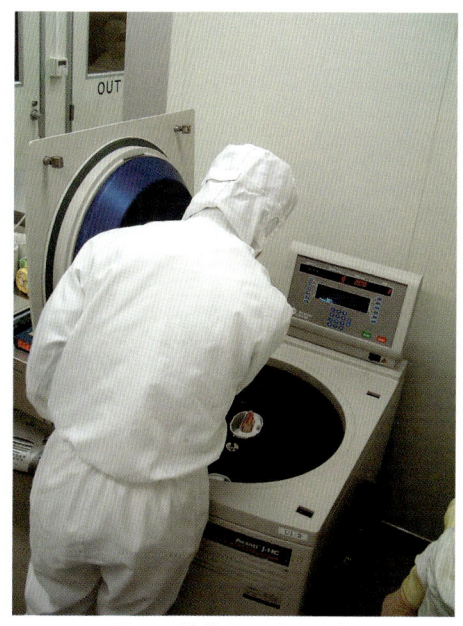

図 3 臍帯血の遠心分離

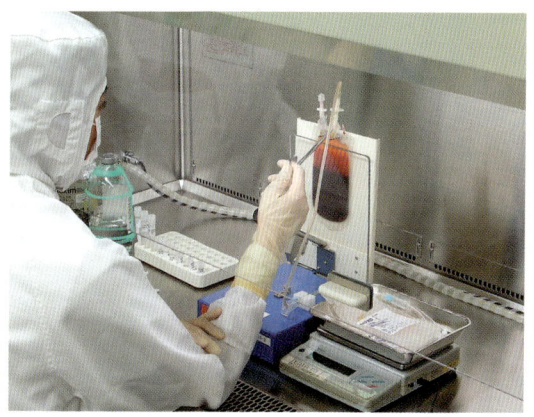

図 4 遠心分離した後の，白血球層（バッグ上部
の明るい色の部分）と赤血球層（下部の濃
赤色の部分）の分離

B．凍結保存

　HES 法により濃縮された臍帯血には，検査のためのサンプリング，凍害保護剤を添加した後，液体窒素中で保存される（図 5）。臍帯血の凍結に際しては，氷晶や脱水による細胞の破壊，死滅を極力回避するために，凍害保護剤の添加が必須である。凍害保護剤には種々あるが，国内の臍帯血バンクでは，DMSO

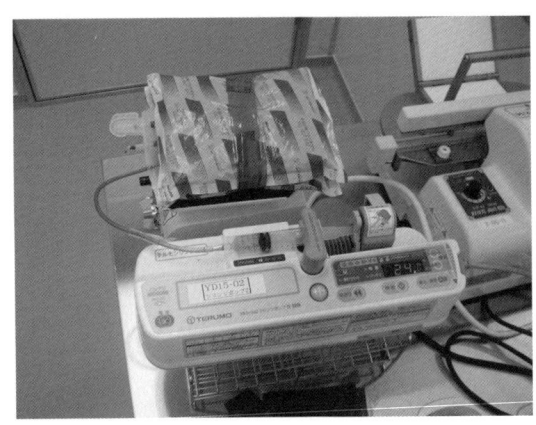

図 5 凍害保護剤の注入

とデキストランを10％および1％濃度で加える手法が主流である。また，5％DMSOを含むCP-1と呼ばれる市販の凍害保護剤を用いているバンクもある。DMSOを添加すると融解熱により温度が上昇し，また細胞毒性があるため，添加時は4～6℃で冷却しながら，浸透圧ストレスを避けるために緩速に添加することが必要である。添加後はすみやかに凍結バッグに移し，緩速な冷却速度で凍結保存を行う。

国内の臍帯血バンクで使用されている凍結バッグ（ニプロ㈱，大阪）は，25 ccの臍帯血専用品であり，液体窒素タンクの「液相中」で長期保存可能な，強固な材質（超高分子量ポリエチレン；UHPE）のプラスチックバッグが用いられている。また，バッグは大小（20 cc，5 cc容量）の2室に分かれており，一部の細胞を増殖培養することを可能にしている。

凍結保存は，プログラムフリーザーを用いた「緩速凍結法」，自動化された「BioArchiveシステム」（図6）で行われている[3]。このシステムはプログラムフリーザーと液体窒素タンクを一体にし，ロボットアームで自動での凍結保存，バーコードによる自動検体管理を実現しており，1システムに3,626件の臍帯血ユニットが保存可能である。またこれを小型化したMiniArchiveシステム（1,330検体保存可能）がある。現在国内の臍帯血バンクでは，大型9機，小型4機のBioArchiveシステムが稼動している。

なお，この凍結バッグとは別個に，移植前検査に用いることを目的として別途チューブに臍帯血を分注，プログラムフリーザーを用いて，あるいは－80℃の冷凍庫中でスタイロフォームの箱を入れて，冷却速度を調整して凍結保存を行っている。

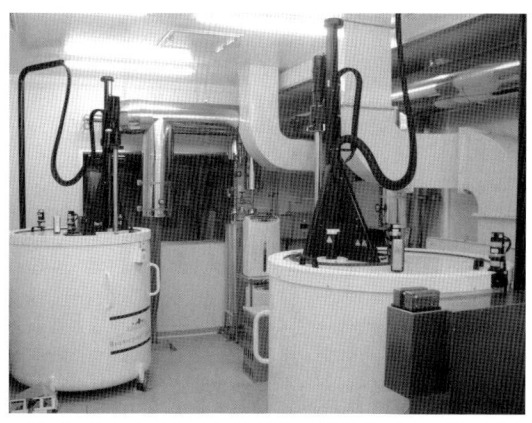

図 6 Bio Archive システム（東京臍帯血バンク）

C．プロセッシングの品質管理

ここまで述べてきた臍帯血プロセッシングについては，よりよい品質の臍帯血の供給を可能にするべく，各種の基準規格が策定されている。国内においては，日本さい帯血バンクネットワークによって作成された「臍帯血移植の実施に関する技術指針」および各種基準書が基準規格となっている（http://www.j-cord.or.jp）。これらはネットワークの自主基準であるが，輸血用血液製剤が準拠している医薬品 GMP の基本に沿った作業が行われている。海外においては，FACT（Foundation for the Accreditation of Cellular Therapy）と国際的な臍帯血バンクの連合体である NETCORD の共通基準書（スタンダード）が策定されており，ヨーロッパ各国のバンクが採用し，またアジア圏においてもアジアの主要バンクの連合体である AsiaCORD がこのスタンダードを採用している。FACT/NETCORD はこのスタンダードをもとに国際査察を行っている。東京臍帯血バンクの東大医科研細胞処理保存施設では，臍帯血バンクで品質マネジメントの国際基準である ISO9000 シリーズの認証を受けることにより，NETCORD の一員として臍帯血の品質保証体制を国際的に担保している。また，さらに今後の医薬品 GMP 対応も見据えた，新しい GMP 対応の細胞処理施設を構築している（図7）。今後国内の各バンクは国外に対しても臍帯血の品質保証に対する努力が外部に見えるようにしていくことが必要である。

D．移植施設における融解

これまで述べてきた手法により濃縮，凍結された臍帯血は，そのままドライ

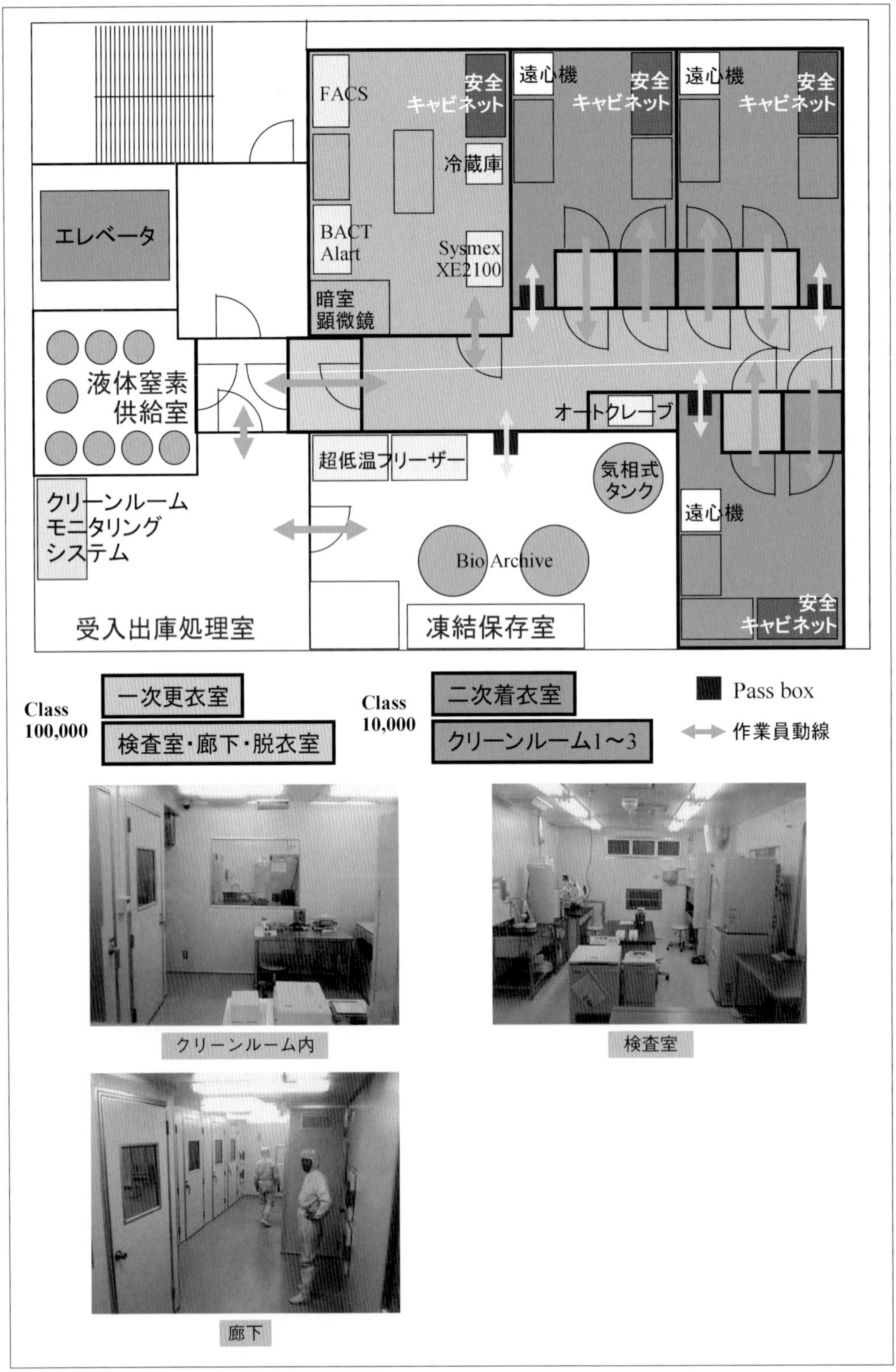

図7 東京臍帯血バンク四ツ木新CPC施設（GMP対応）

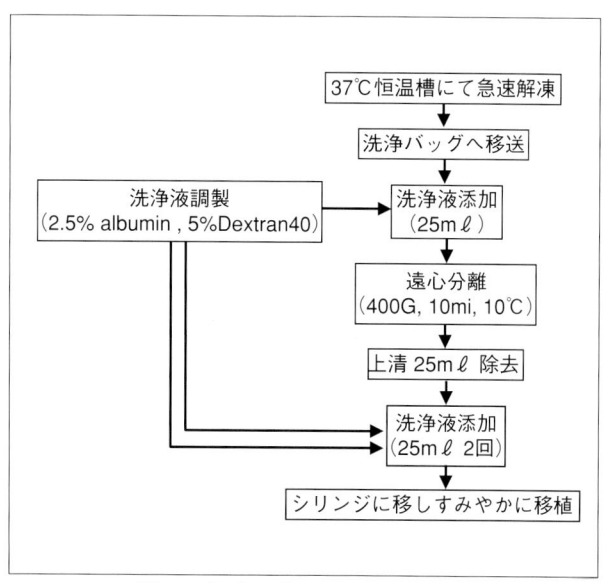

図 8 解凍洗浄のフローチャート

シッパーを用いた液体窒素温度で移植施設に搬送され，解凍移植される。通常は37℃の温浴にて急速解凍され，そのまま患者に移植されるが，特に小児患者を中心に凍害保護剤による悪影響を防ぐ目的で，解凍後に凍害保護剤を希釈除去する処理を行うことがあり，実際欧米の移植施設ではこの洗浄が広く行われている。図8に示したプロトコルでは6倍希釈している。しかし東京臍帯血バンクから出庫された臍帯血の移植成績をみると，洗浄の有無が生着の速度に与える影響は統計学的には有意差がみられなかった[4]。

E．臍帯血プロセッシングの将来

これまでみた臍帯血プロセッシングは，すでに確立された手法であるが，いずれも一長一短があり，将来の臍帯血バンキングを見据えるにあたっては，より効率的なプロセス手法の開発が必要となる。このため，世界各地でさまざまな技術開発が競われている。

1）DAC 法

DAC法は，従来のHES法の煩雑な操作を自動化することを目的として米国で開発中のシステムで，既存のバッグ遠心機にセットする装置と，専用のバッグシステムより構成されるシステムである。このシステムでは，バッグシステ

ムに臍帯血を移した後，装置にセット，装置を遠心，遠心速度を途中で変えることにより自動的にバッグ中の赤血球画分，血漿画分の分離除去を行うことから，半自動化による一定の品質による臍帯血濃縮が期待できる。クローズドシステムが可能なことからどこでもプロセスできる利点をもつ。近くその有効性に対するロードテストが日米欧三極で同時に開始される。

2）Filter 法

Filter 法は我が国のメーカーの開発による独自のシステムで，輸血で用いられている「白血球除去フィルター」の原理を逆利用したシステムである。白血球除去フィルターでは，白血球を選択的に捕らえられるフィルターに血液を通すが，白血球の中に造血幹細胞が含まれていることを利用して，臍帯血をフィルターに通すことによって白血球をトラップ，赤血球や血小板はフィルターを通過する。その後フィルターから細胞を回収する。本法は遠心分離が不要であり，他法に比べて処理時間の大きな短縮が実現できる[5]。ランニングコストがややかかる可能性がある点が難点となる。

F．まとめ

臍帯血のプロセッシングでは臍帯血の無菌性を保証し，臍帯血中の造血幹・前駆細胞の最大限回収し，安全に凍結保存することが必要である。HES 法は普及しているが，より簡便な回収率が高い方法の開発も必要である。

参考文献

(1) Rubinstein P, Dobrila L, Rosenfield RE, et al.：Processing an cryopreservation of placenta/umbilical cord blood for unrelated bone marrow reconstitution. Proc. Natl. Acad. Sci., 92, 10119-10122, 1995.

(2) Kurtzberg j, Laughlin M, Graham ML, et al.：Placental blood as a source of hematopoietic stem cells for transplantation into unrelated recipients. N Eng J Med, 335, 157-66, 1996.

(3) 笹山典久，和田誠一，須郷美智子 ほか：自動凍結保存装置 Bio Archive を用いた臍帯血凍結保存．日本輸血学会雑誌；447, 15-21, 2001.

(4) Nagamura Inoue T, Shioya M, Sugo M, et al.：Wash-out of DMSO does not

improve the speed of engraftment of cord blood transplantation : follow-up of 46 adult patients with units shipped from a single cord blood bank. Transfusion, 43, 1285-1294, 2003.

(5) Tokushima Y, Sasayama N, Takahashi TA : Repopulating activities of human cord blood cells separated by a stem cell collection filter in NOD/SCID mice : a comparative study of filter method and HES method. Transfusion, 41, 1014-1019, 2001.

〔高田　圭，高橋恒夫〕

第Ⅱ章 臍帯血の採取から凍結保存まで

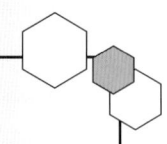

4．臍帯血保存前検査について

　我が国のさい帯血バンクは，日本さい帯血バンクネットワーク（以下，ネットワーク）が制定した基準にしたがって検査を実施している。これらの基準は，「臍帯血移植の実施のための技術指針」[1]，「臍帯血品質管理基準書」[2] に規定され，ネットワークのホームページ[3]に掲載されている。本稿では，これらの検査法と判定基準について，ネットワークの規定に準拠して概説する。

A．各検査の検査法と判定基準

　表1に臍帯血品質管理基準書に記載された検査法とその判定基準を，原文のまま編集して掲載した。以下，項目順に補足説明する。

1）外観試験

　臍帯血採取病院からの受け入れ時および凍結前の臍帯血について目視で外観試験を行う。バッグの破損，異物の混入，凝集塊の存在を認めた場合は移植用臍帯血として使用しない。頻用されている臍帯血採取バッグには，あらかじめ抗凝固剤としてCPDが28 ml含まれているが，妊婦は過凝固状態であることも関係し，ときに凝集塊を認める。
　その場合は移植用臍帯血に使用しないが，凍結保存時に存在しない場合でも，解凍時に凝集塊を認めることがある。これは，凍結細胞，特に顆粒球が解凍時に破壊されてDNAが湧出し，そのDNAが原因となり細胞凝集を引き起こすと考えられている。移植時には凝集塊を認めないか確認し，除去用フィルターを使用するなどの注意が必要である。

表 1 臍帯血の検査法と判定基準*

1　外観試験
　　方法：臍帯血および凍結前臍帯血について，バッグの破損，異物の混入，凝集塊の有無を目視により検査する。
　　基準：バッグの破損，異物の混入，凝集塊を認める場合は，移植用臍帯血に使用しない。

2　血球数検査
　　方法：自動血球測定装置により赤血球数，有核細胞数，血小板数を測定する。ただし，赤芽球と白血球の区別ができない場合は，白血球数をもって有核細胞数とする。
　　基準：血球数が測定不能の場合は，移植用臍帯血に使用しない。

3　造血幹細胞検査
　　方法：一定細胞数をコロニー用培地に混和後，プラスチック培養皿に分注し加湿された 37℃培養器中に静置する。14 日間培養後，コロニー数を算定する。また，一定細胞数を抗 CD34 抗体に反応させ，フローサイトメーターにて CD34 陽性細胞を測定する。
　　基準：コロニー数および CD34 陽性細胞数が測定不能の場合は，移植用臍帯血に使用しない。いずれかが測定されている場合は可とする。凍結サンプルの解凍により測定できる場合も可とする。ただし，この場合は凍結前の結果との相関性を明らかにする。

4　血液型関連検査
　　方法：ABO 式血液型はおもて検査，Rh 式血液型は抗 D 血清を用いた検査を実施する。
　　基準：おもて検査により ABO 式血液型を判定する。また，抗 D 血清により Rh 式血液型を判定する。

5　感染症関連検査
　　方法：別表に従い，HBs 抗原，HBc 抗体，HCV 抗体，HTLV-1 抗体，HIV-1，-2 抗体，CMV 抗体，ヒトパルボウイルス B19 抗原または核酸検査，梅毒血清反応，ALT の測定を行う。
　　基準：HBs 抗原，HBc 抗体，HCV 抗体，HTLV-1 抗体，HIV-1，-2 抗体，CMV 抗体，ヒトパルボウイルス B19 抗原または核酸検査，梅毒血清反応，ALT は，別表に基づいて適否の判断を行う。

6　HLA 検査
　　方法：Class I および Class II タイピングは，血清学的タイピングまたは DNA タイピング（low resolution）で検査する。
　　基準：Class I（HLA-A，-B）または Class II（HLA-DR または HLA-DRB1，low resolution）が判定不能の場合は，移植用臍帯血に使用しない。

7　無菌検査
　　方法：検査施設の標準作業手順書に定められた培地を用い，検査を実施する。好気性菌，嫌気性菌および真菌を十分な感度をもって同定できる方法を用いる。
　　基準：陽性，陰性の別を判定し，陽性の場合は移植用臍帯血に使用しない。陽性の場合は細菌同定検査を行う。

*日本さい帯血バンクネットワーク「臍帯血品質管理基準書」より引用

2）血球数検査

　臍帯血処理後の凍結前検体について，自動血球測定装置により血球数検査を行う。検査項目は赤血球数，有核細胞数，血小板数である。特に有核細胞数は移植用臍帯血の選定にもっとも重要な指標である。血球数が測定不能の場合は移植用臍帯血に使用しない。

　有核細胞数の値に影響を与えると考えられるのは赤芽球の存在である。成人末梢血と異なり，臍帯血にはほぼ全例に赤芽球が含まれる。その頻度は白血球数に対して2～10％程度であるが，中には20％以上の場合も経験する。そのため赤芽球を除いた真の白血球数の測定が望まれるが，現時点ではバンクで使用できるような簡便な同定方法はない。使用する医師は，ネットワークに公開されている有核細胞数には赤芽球が含まれていることを念頭におく必要がある。

3）造血幹細胞検査

　造血幹細胞検査として，コロニー形成細胞とCD34陽性細胞を測定するよう規定されており，両者が測定不能の場合は移植用臍帯血として使用しない。すなわち，どちらか一方が測定されていれば良いのであるが，すべてのバンクで両者が測定されている。何らかの理由により，一方が測定不能となった場合，他方のデータにより公開することが許容されている。

　コロニー形成細胞は，用いる培地や判定者によりデータに差が生じる可能性が大きい。以前は自家調製培地を用いているバンクがあったが，現在は全バンクがベリタス社の培地を使用している。判定方法は，ネットワークによる技術交流会を通じて標準化の試みを行っており，バンク間の差が解消されることが期待される。

　CD34陽性細胞も測定機種はバンクごとで異なっており，標準化されていない。CD34陽性細胞は，有核細胞数と並んで生着の指標となりうるとの報告があり，バンク間の標準化または互換性データの公開が期待される。

　なお，各バンクにおける本検査法の概略は，ネットワークの詳細画面に記載されているので，主治医はパスワードを使用することにより閲覧できる。

4）血液型関連検査

　ABO式ではおもて試験，Rh式では抗D血清を用いた検査を行う。検査結果が判定不能であった場合の規定は明確ではないが，移植用として登録されていないと思われる。

　臍帯血では，型物質の生成が不十分なため血液型判定が困難となる事例が想定されるが，実際上はほとんどの例で判定可能である。また，血液型は，型が

表 2　感染症検査項目と検査対象および判定基準[*1]

検査項目	母体血サンプル	臍帯血サンプル	推奨検査法	合格基準
HBs 抗原	○	★	RPHA, EIA, RIA, CLIA	陰性
HBc 抗体	○	★	HI, EIA, RIA	[*2]
HBs 抗体（省略可）	○	★	PHA, EIA, RIA	[*2]
HCV 抗体	○	★	PA, PHA, EIA, RIA	陰性
HIV-1, 2 抗体	○	★	PA, EIA	陰性
HTLV-1 抗体	○	★	PA, EIA, CLIA	陰性
Syphilis	○	★	TPHA, RPR, TPPA, EIA	陰性
CMV 抗体（IgG or IgG＋M）	○	/	EIA	[*3]
CMV 抗体（IgM）	/	○	EIA	[*3]
Parvovirus 19 抗原	○	★	PHA, PCR	陰性
ALT	○	★	酵素法	$<61\,IU/l$

○：保存時検査を行う項目，★：保存時または移植決定時に行う項目
各検査方法はここに示した方法と同等またはそれ以上の検出能力を有する方法を用いることは可とする．
[*1]　日本さい帯血バンクネットワーク「臍帯血品質管理基準書」より引用
[*2]　表3参照
[*3]　表4参照

不一致の移植時には生着マーカーとして使用できるので，この意味からも重要である．

5）感染症関連検査

表2に感染症検査項目と判定基準を示した．感染症検査は母体血と臍帯血の両者で実施される．抗体検査は，性質上，母体血のみの測定でも十分と考えられるが，検体の取り違いなどを含めた安全性を考慮して，臍帯血自体の検査も行う．また，母体血検査を保存時とし，臍帯血検査を移植時としているのはコスト上の理由によるが，保存時に両者の検査を実施しているバンクもある．

HBウイルスの判定は，表3に示した基準で行われる．HBs抗原陽性の場合は不合格であるが，HBs抗原陰性でもHBc抗体が陽性の場合はいわゆる低濃度キャリアーが含まれている可能性があり，HBs抗体も含めて総合判定される．

サイトメガロウイルスの判定基準は表4の通りである．母体の既感染は許容とし，新規感染を除外する規定となっている．すなわち，最終的には臍帯血のIgM抗体の存在をもって不合格と判定される．なお，本抗体の検査結果は，ネットワークの詳細画面で閲覧が可能である．

HB，HCウイルス以外の肝炎病原体については，完全に排除することは困難

表 3　HBV の判定基準[*1]

HBs 抗原	HBc 抗体	HBs 抗体	基準
(＋)	(－)	(－)	否
(＋)	(＋)	(－)	否
(－)	(＋)	(－)	否[*2]
(－)	(＋)	(＋)	合格
(－)	(－)	(－)	合格

*1　日本さい帯血バンクネットワーク「臍帯血品質管理基準書」より引用
*2　HBc 抗体が低力価で感染性が否定できるもの，すなわち PCR 等の方法であらかじめ設定された力価以下は可。不明の場合は否とする。HBs 抗体の検査を行わない場合，HBs 抗原（－）で HBc 抗体（＋）も同様とする。

表 4　CMV の判定基準[*1]

母体血サンプル IgG or IgG＋M	臍帯血サンプル IgM	判定
(－)	／	合格
(＋)	(＋)	否
(＋)	(－)	合格

*1　日本さい帯血バンクネットワーク「臍帯血品質管理基準書」より引用

であるため，肝機能検査（ALT 61 IU/l 以上は不可）によって代用している。この中には，E 型肝炎ウイルスも含まれる。E 型については，抗体測定法は開発されているが，バンクのスクリーニング検査としては実施困難である（2006年1月現在）。今後，日本赤十字社の血液製剤スクリーニング検査の動向を参考にしながら，ネットワークとしての対応を検討する必要がある。

6）HLA 検査

HLA 検査は，Class I（HLA-A, B），Class II（HLA-DR または DRB1 low resolution）について血清学的または DNA タイピングを行い，判定不能の場合は移植用臍帯血として採用しない。

HLA 検査が移植用臍帯血の選定に最重要であることはいうまでもないが，臍帯血移植において HLA 不一致性がどこまで許容されるのかは明らかではなく，そのため検査レベルがどこまで求められるかも明確ではない。各バンクには保存時に「2 桁」の low resolution まで実施することが規定されているが，移植時には「4 桁」の high resolution まで求める医療機関も多い。今後，移植成績を解析し，HLA 検査の求められるレベルを決定する必要がある。なお，high resolution レベルの検査の実施については各バンクで対応が異なるので，主治医が希望する場合は当該バンクに照会する必要がある。

7）無菌検査

　無菌検査は好気性菌，嫌気性菌，真菌を十分な感度をもって同定できる方法で行い，陽性と判定された場合，移植用臍帯血として採用しない。この検査は臍帯血全例について実施する。

　臍帯血は分娩時に採取されるという性格上，細菌または真菌汚染の懸念があり，全例検査を義務としている。この点は安全性の視点から評価できるが，問題は検査感度である。検査に用いる検体は，基準書の別項に「必要量の凍結前臍帯血の一部」と規定されており，臍帯血処理後の最終産物が検査されている。検体量は「必要量」とされているが，多くのバンクでは最終産物の 0.5 ml を検査に使用している。この量が多くなれば検査感度は上がるが，その分移植用の細胞が減少するというジレンマがある。これを補うため，調製途中の赤血球沈査や血漿の無菌検査を併用しているバンクもある。幸い，現在まで移植用臍帯血による菌血症ないしショック症状の報告はないが，今後，ネットワークとして検査感度の評価を行っていく必要がある。

B．まとめ

　現在，臍帯血バンクで行われている検査をネットワークの基準書に準拠して概説した。本稿では触れなかったが，臍帯血の品質を確保するため，検査では同定できない事項につき，各バンクは妊産婦への問診や病歴調査，新生児の健康調査などを実施している。これらは，ネットワークの「臍帯血採取基準書」[4]に記載されているので参照されたい。本文中でも指摘したように臍帯血の品質を保証するために解決すべき問題も残されている。今後のネットワークの対応に期待したい。

文　献

(1) 臍帯血移植の実施のための技術指針（改訂第 3 版），日本さい帯血バンクネットワーク，平成 15 年 8 月．

(2) 臍帯血品質管理基準書（改訂第 7 版），日本さい帯血バンクネットワーク，平成

16 年 8 月.
(3) 日本さい帯血バンクネットワークホームページ．http://www.j-cord.gr.jp/．
(4) 臍帯血採取基準書（改訂第 5 版），日本さい帯血バンクネットワーク，平成 16 年 11 月．

（佐藤典宏）

第Ⅱ章 臍帯血の採取から凍結保存まで

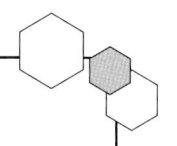

5. 臍帯血造血幹細胞の評価方法とその標準化

A. 臍帯血の品質

　臍帯血の品質評価は，安全性と有効性に大別される。うち安全性についての検査項目は感染症関連マーカーのスクリーニングテストや無菌試験である。有効性とは，移植医療を成功させる根元的なものであり，一般的手法にしたがって移植に用いれば生着し原疾患の治癒と長期予後が見込める造血細胞を反映する項目，と考えることができる。つまり有効性についての検査項目は造血幹細胞そのものの測定が望ましい。しかしながら世界的にもその検査同定手技が確立されていないため，造血幹細胞数を反映するものとして，有核細胞数，コロニー形成細胞数，CD34陽性細胞数を測定している。

　細胞数で示される白血球数または有核細胞数は，前提としてそのうち一定の割合で造血細胞を含む，と考えられることから，品質を示す指標として使われている。実際には個々の臍帯血により有核細胞数と造血細胞数の比は異なるが，それにも関わらず，造血細胞測定の困難さ（測定条件によるデータの不安定さ）が認識されていることから細胞数データが信頼されている。これは一方で，造血細胞の測定には検査室間または技術者間での誤差が珍しくない，と広く認識されていることでもある。

B. 細胞数

　移植細胞数によって予後が異なることが報告されている。臍帯血移植を行う場合，原則として患者体重あたり 2×10^7/kg 以上の有核細胞数の臍帯血を選択

する。凍結前細胞数から算定した輸注時体重あたり有核細胞数が好中球と血小板の生着に関連し，$2.5×10^7$/kg 未満では移植のリスクが高いことが報告された[1]。また小児骨髄性白血病では輸注有核細胞数が 100 日以内の移植関連死に関連していた[2]。有核細胞数の測定に正確を期すのは当然であるが，むしろ細胞数を実際より高く算定しないことが重要である。

胎児末梢血中には幼若細胞の比率が多く，同時に有核赤血球の出現頻度も高いとされているが，これは臍帯血の特性でもある。有核赤血球については，従来これが白血球として算定されていることから，臍帯血の凍結時細胞数が実際よりも多く表示されることになる，との危惧があった。しかしながら有核赤血球数は造血細胞数（コロニー形成細胞数と CD34 陽性細胞数）と相関し，また移植後の造血再構築の速さにも相関し，よって臍帯血凍結時の総白血球数に有核赤血球数が含まれていても臍帯血の品質の指標として問題にはならないとの報告がされている[3]。同報告では臍帯血中有核赤血球は総白血球中の 8.4％であった。

1）測定法

どの臍帯血バンクでも自動血球測定装置を用いている。一般的には自動血球算定装置がもっとも速く正確な値をだす。機器の原理として粒子の大きさや密度によって分画することから，検体中の血小板や細胞の凝集塊によって有核細胞数データを高くしたり低くしたりすることがある。異常値であることが疑われる場合には，顕微鏡下で目視で算定し，細胞分画についても塗抹標本で確認することが望ましい。自動血球測定装置を用いるときには，一定の測定範囲内に収めるよう，測定用検体を必要に応じて希釈するなど工夫すべきである。

従来の電気抵抗法による白血球数には，有核赤血球や骨髄巨核球も含めた有核細胞数が白血球数に数え込まれる。近年はフローサイトメトリー，蛍光法を応用し，また種々の細胞膜溶解液，蛍光色素の開発によって，細胞分画をより精密に行うことができる。たとえば，前方散乱光，側方散乱光の情報，および核染色による側方蛍光を組み合わせることによって白血球分画を行うが，機種によってはさらに幼若細胞や有核赤血球を測定することもできる。

2）標準化

自動血球測定装置を用いる場合には，機器管理の一貫として標準血球の測定を定期的に行い作動状態を確認するので，品質管理上の問題はきわめて小さい。日本さい帯血バンクネットワークでは同一検体を各調製保存施設に配布して確認評価を行っている。たとえば検体採取の段階での混和など，人為的な誤差の

可能性はある。

C．CD34 陽性細胞数

　CD34 は幼若造血細胞，一部の成熟内皮細胞，および間質細胞の表面にある膜通過性糖蛋白の一群に対する名前である。この抗原は分子量約 110 kD で陰性に荷電している。CD34 抗原を発現している細胞には，造血の 3 系統を再構築できる多能性幹細胞の大部分と分化しつつある細胞も含まれる。細胞が分化し他の表面マーカーを発現するにつれ，CD34 の発現は弱まる。正常骨髄細胞の 1〜3％がこの抗原を発現している。細胞が分化成熟するにつれ，この抗原発現レベルは低下し，正常な末梢血では CD34 発現は 0.01〜0.1％である[4]。CD34 抗原決定基に特異的なモノクローナル抗体を使うことによって細胞を分離することができるが，臍帯血バンクの通常業務においては選択・分離する必要はなく，単に陽性数を算定する。

　抗 CD34 抗体はその抗原の異なったエピトープに対応している。これらのエピトープは neuraminidase と Pasturella haemolytica から分離された O-sialoglycoprotease への感受性の違いから 3 群にわけられる[5]。Class I 抗体は Class I シアル酸依存性エピトープに対するものであるが，一部の CD34 抗原を認識しないことがある。Class II 抗体と Class III 抗体は異なるシアル酸非依存性のエピトープを認識する。また Class II 抗体と Class III 抗体は蛍光色素に結合させるときの親和性が異なる。推奨されているのは Class III 抗体である。

　CD34 陽性細胞数の測定原理は抗原抗体反応であるので，反応条件が不適切であれば過小な算定値になり，一方では非特異陽性細胞を含めて算定する可能性がある。現在は多パラメーターフローサイトメーターを用いて CD34 陽性細胞数を測定し，造血細胞移植においては患者体重に基づく CD34 陽性細胞総量（患者体重 1 kg あたりの CD34 陽性細胞数）を算出することが行われている。輸注 CD34 陽性細胞数が生着の速さや移植成績に影響するという複数の報告がある[6]。

1）測定法

　フローサイトメーターを用いる蛍光抗体法である。CD34 算定においてはその陽性頻度が低いことからいくつかの手技が重要な意味をもつ。抗 CD34 抗体クローンの選択，蛍光色素の標識，赤血球溶解液，溶解洗浄の手順，細胞群選択 gating の方法，そして検査する細胞数などが最終的な結果に影響をおよぼ

す。検査室間のデータ差への懸念，および CD34 測定には標準化が必要であるという認識が広まり, International Society of Hematotherapy and Graft Engineering（ISHAGE）のようないくつかの協力団体がフローサイトメーターを用いる CD34 陽性細胞測定法のガイドラインを提案した。抗 CD34 ClassⅢ抗体を用いること，白血球数のより正確な同定のために抗 CD45 抗体を用いること，一定数以上の細胞を計測して陽性率を算出することなどが推奨された。その後，洗浄操作による細胞喪失を防ぐために洗浄を行わない方法，また一定量の検体中の CD34 絶対数を算出するために標準ビーズを用いる方法が提唱され，キット化されている。

多パラメーターフローサイトメーターでは複数のマーカーを用い測定画面の操作によって非特異陽性を除外することができる。検査室では測定値の信頼性を高めるよう一定の gating をかけるプログラムを設定しておくが，機器に付随するコンピューターに同様のプログラムが設定してある場合もある。

臍帯血バンクでは，臍帯血保存時の CD34 測定値を公開し移植臍帯血選択の際の参考に供するが，臍帯血バンクから移植施設への提供時には改めて凍結保管検体を用いて CD34 陽性細胞数を測定する。検体中の死細胞は非特異陽性の原因になるので，CD34 のような陽性率の低いマーカーを測定する場合には死細胞除去 gating を考慮すべきである。7-AAD などのマーカーを用いることにより死細胞域と生細胞域とでの CD34 陽性細胞を算定できる。生細胞 gating での測定ができれば凍結融解後の検体でも測定データに信頼をおけることになり，徐々に定着しつつある（図1）。

2）標準化

測定機器フローサイトメーターの調整が正しく行われていれば信頼できる測定値が得られる。レーザーなど，機器に障害がある場合には，測定値がむしろ低くなると予想されるので，移植臍帯血の選択，ひいては移植結果に不利な影響をおよぼす可能性は低いと考えられる。多パラメーターを用いる gating によって非特異陽性を除外するようにプログラムを設定する。機器によっては gating も自動であり人為的な測定差を避けることができる。また，多くの臍帯血バンクではそれぞれの機器に適合した検査キットを使用している。一部のメーカーは死細胞染色を組み込んだ検査キットを準備中である。

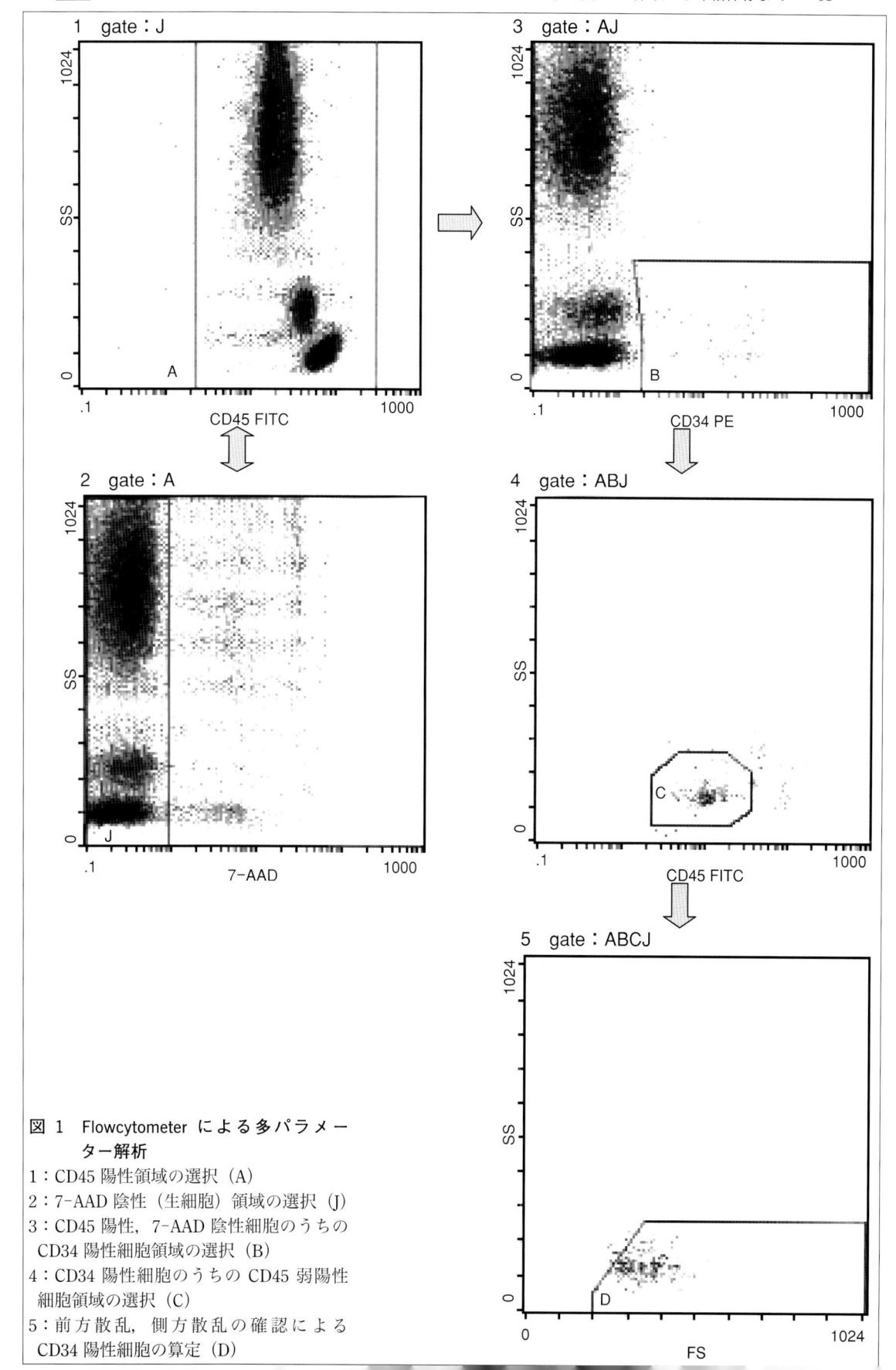

図1 Flowcytometer による多パラメーター解析
1：CD45 陽性領域の選択（A）
2：7-AAD 陰性（生細胞）領域の選択（J）
3：CD45 陽性，7-AAD 陰性細胞のうちの CD34 陽性細胞領域の選択（B）
4：CD34 陽性細胞のうちの CD45 弱陽性細胞領域の選択（C）
5：前方散乱，側方散乱の確認による CD34 陽性細胞の算定（D）

D. コロニー形成細胞数

早期（通常2週間以内）造血再構築能は分化しつつある造血前駆細胞によると考えられている。長期造血再構築能は多能性幹細胞によると考えられ，原則としてこれが完全な持続的生着には必要である。造血細胞の in vitro 増殖能を測定するようないくつかの培養系が考案され使われている。

長期培養では成長因子として遺伝子組換え型のものを半固形培地に直接加える代わりに，付着性間質細胞層（feeder layer）を形成させた液体培地を用いる。長期培養は5～8週間という培養期間を要するため，臨床的にルーチンで使われることはない。

分化しつつある造血前駆細胞の増殖能はメチルセルロースのような半固形培地で定量される。臍帯血バンクで用いているのは，半固形培地を用いた短期培養（約2週間）である。測定されているのは通常 colony forming units-granulocyte, monocyte（CFU-GM），burst forming units-erythroid（BFU-E），colony forming units-granulocyte, erythrocyte, monocyte, megakaryocyte（CFU-GEMM, CFU-Emix または多能性 CFU）であり，それぞれ白血球系前駆細胞，赤血球系前駆細胞，より幼若な造血幹細胞の数を示唆している。CFU-GM を形成する細胞はマクロファージだけ，顆粒球だけ，または双方が混合しており，コロニーの形態だけで細胞の種類を分類することができない。BFU-E はこれを構成する赤芽球がヘモグロビンを持つため暗赤色となる（図2）。CFU-Emix はより幼若な造血幹細胞から形成されると考えられており BFU-E と CFU-GM とが混合したような形態である。

CFU-GM が低値であると生着遅延をおこす可能性があると報告されている。つまり生着のよい指標になると考えられている。しかしながらコロニー形成細胞数は培養液，培養技術，そしてコロニーの同定法が大きく異なるかもしれないので施設間の比較は困難である。また，コロニーアッセイの特徴として播種細胞数によっては過小な算定値になりうる。

上記3種のコロニーの同定法は技術者によっても定義が異なる場合があり，同一検体を用いて同定法を標準化する訓練が必要である。しばしば CFU-GM よりも総コロニー数の方が CD34 陽性細胞数や有核細胞数とよく相関し，また技術者間の算定差も少ない。

1）測定法

半固形培地はさまざまな組み合わせの栄養分と成長因子（コロニー刺激因子）を自家調製するかキットを購入する。培養は5%二酸化炭素，加湿，37℃の条

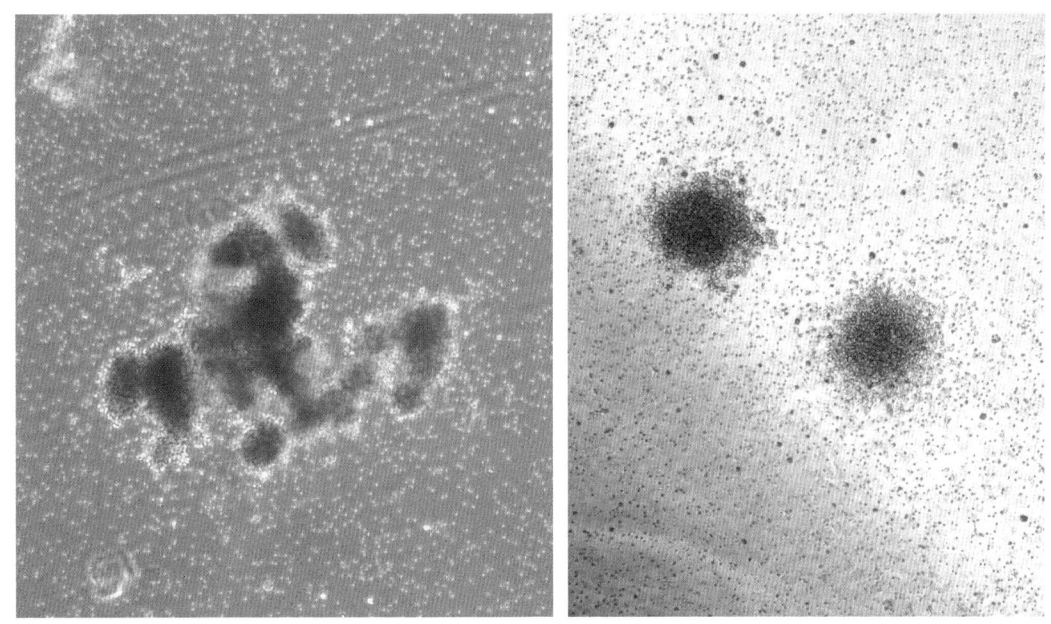

図 2　BFU-E と CFU-GM
（左）BFU-E：1つかそれ以上のヘモグロビンを持つ暗赤色の赤芽球のぎっしりしたクラスター。
（右）CFU-GM：「星の爆発」とか「目玉焼き」の形であって，白色の細胞が中心から周辺に向かって薄くなりながら丸く拡がっている。

件で約14日間行う。いずれかの条件が悪くてもコロニー形成細胞数が減少する。施設の条件に適合した播種細胞数を設定する。培養法であるので技術者の無菌操作訓練が必須である。測定者は顕微鏡下に3種類のコロニーを判定して算定する。

2）標準化

本邦の臍帯血バンクでは，商品化されたコロニーアッセイ培地を用いている。コロニー支持能の検定をしたウシ胎児血清と種々のサイトカインを一定量加えたメチルセルロース培地であり，正しく扱われていれば，通常危惧されるサイトカインの種類と濃度，ウシ胎児血清のロット，培養液の種類などによる影響を考える必要がない。

測定者それぞれのコロニー定義によっても算定数が異なるので，同施設内での訓練が不可欠である。「日本さい帯血バンクネットワーク」では技術交流会を開催し，各調製検査施設の担当者が一堂に会しコロニー同定の標準化を試みている。

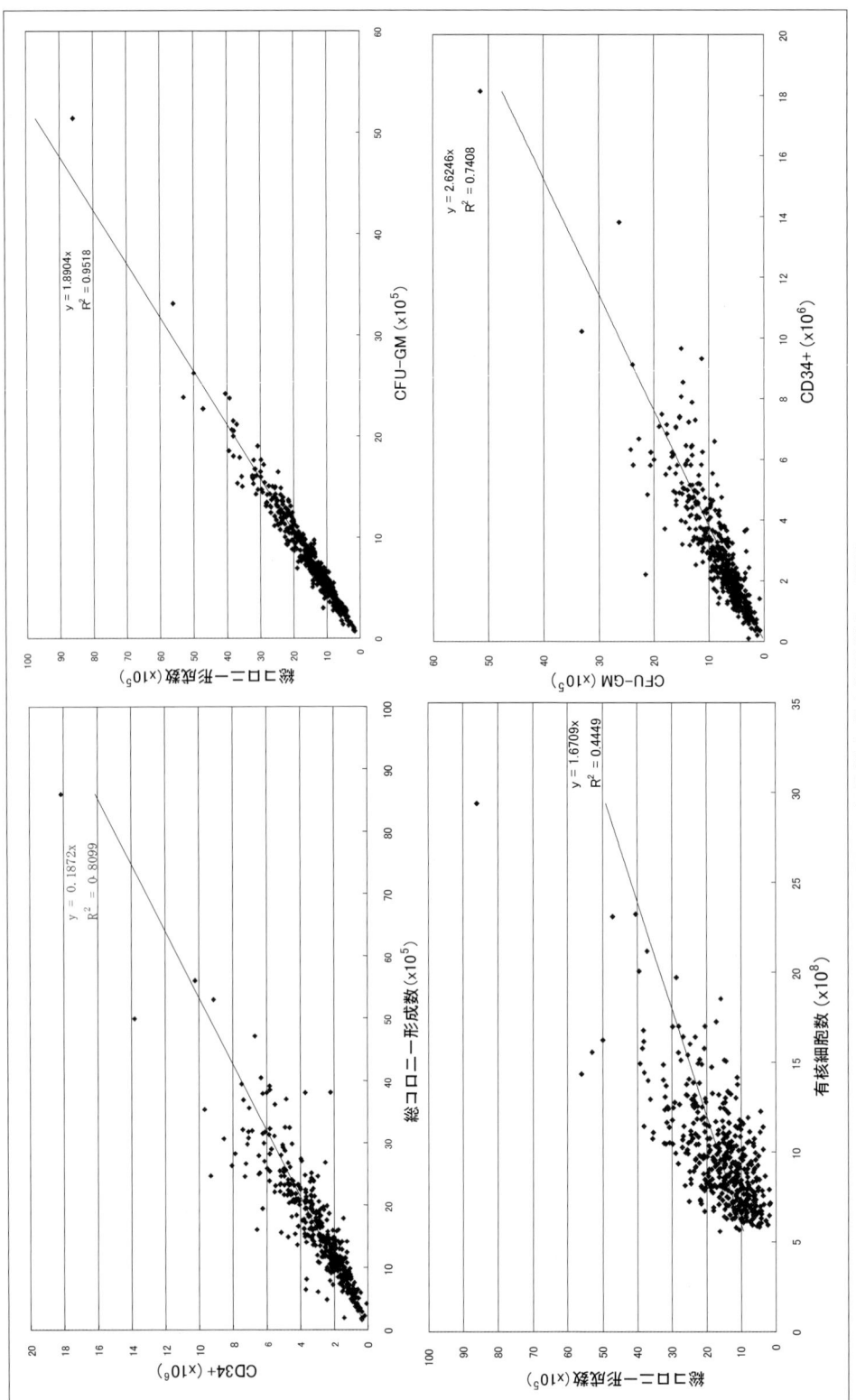

図 3 細胞数と造血細胞数との相関

E. 測定値間の相関と課題

　一般に，1つの検査室においては有核細胞数とCD34陽性細胞数およびコロニー形成細胞数は相関する。検査室または使用する機器によって数値間の比が異なると予想されるが，各検査室での比は一定となる。当施設においては有核細胞数，CD34陽性細胞数，総コロニー形成数およびCFU-GMの比はおおよそ1,250：4：2：1である。しかしながら個々の臍帯血検体では測定値がこの比になるとは限らない。造血細胞検査であるCD34陽性細胞数とコロニー形成能との高い相関に比べて，有核細胞数と造血細胞数との相関は低く，その比は検体によって10倍以上の差がある（図3）。

　これら臍帯血の品質の指標となる検査項目はそれぞれ生着速度や移植成績に影響するとの報告があり，移植現場ではそれぞれの値の高い臍帯血を選択して移植に用いる。有核細胞数が近似していてCD34陽性細胞数が異なる臍帯血がある場合，CD34陽性細胞数が近似しているがCFU-GMが異なる臍帯血がある場合など，測定方法も含めて移植担当者が判断に窮する場合もある。よって臍帯血バンクとしてはその測定に細心の注意を払わなければならない。移植の安全性のためには過剰に算定することのないよう，また人為的な誤差を最小にすべく，検査結果の確認と判断をする必要がある。同一検査室内での教育訓練はもちろんのこと，今後は多施設間での標準化を目指して協力体制を築く必要がある。

文献

1) Rubnstein P, Carrier C, Scaradavou A, et al.：Outcomes among 562 recipients of placental-blood transplants from unrelated donors. New Eng J Med, 339：1565-77, 1998.

2) Michel G, Rocha V, Chevret et al.：Unrelated cord blood transplantation for childhood acute myeloid leukemia：a Eurocord Group analysis. Blood, 102：4290-4297, 2003.

3) Stevens CE, Gladstone J, Taylor PE, et al.：Placental/umbilical cord blood for unrelated-donor bone marrow reconstitution：relevance of nucleated red blood cells. Blood, 100：2662-2664, 2002.

4) Sutherland DR, Anderson L, Keeney M, et al.：The ISHAGE guidelines for

CD34＋cell determination by flow cytometry. J Hematother. 5：213-26, 1996.
5) Krause DS, Fackler MJ, Civin CI, et al.：CD34：structure, biology, and clinical utility. Blood, 87：1-13, 1996.
6) Wagner JE, Barker JN, DeFor TE, et al.：Transplantation of unrelated donor umbilical cord blood in 102 patients with malignant and nonmalignant diseases：influence of CD34 cell dose and HLA disparity on treatment-related mortality and survival. Blood, 100：1611-1618, 2002.

(高梨美乃子)

第Ⅱ章 臍帯血の採取から凍結保存まで

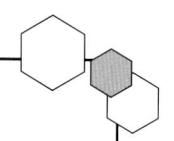

6. 臍帯血移植推進から確実な患者救命を目指して

　1998年，臍帯血移植への医療保険適用がスタートし，1999年，公的臍帯血バンク（日本さい帯血バンクネットワーク）が全国各地の9バンクをつなぎ設立された（2005年度11バンク参加）。公的バンク設立5周年を迎えた2004年には設立当初目標とした臍帯血保存（公開数）20,000人分を突破し，2003年からは，保存細胞数も体重30 kg以上の患者に適応できるよう引き上げられた。バンク設立当初，臍帯血移植は「小児の移植」とされていた。しかし，2005年10月末現在2,600例の移植を突破した今，70％以上が成人の移植であったことにみられるように，臍帯血移植はすでに成人の移植としても定着してきている。公的臍帯血バンクの設立は，特に治療方法がなかった50歳以上の患者が移植を受けられるようになり，救命につながるようになったこと，またそれに伴い臍帯血の使用方法も，複数（2人分の臍帯血）臍帯血移植，高齢者などを対象とした移植前処置をやわらげるミニ移植と多様化され，また病気の種類も移植施設限定ではあるが，固形腫やウイルス性のがんにまで拡大されている。公的臍帯血バンク設立5周年をひとつの節目として，臍帯血移植をより患者救命に役立たせる上で，臍帯血移植を推進してきたボランティア活動を通してのこれまでとこれからを検証してみたい。

A．白血病は治る

　「不治の病」といわれていた白血病の患者に初めて出会ったのは1980年である。急性リンパ性白血病発症15年目という17歳の女子高校生であった。15

年生存していることに驚かされた。しかし，それは「完治」ではなく「寛解」ということで主治医によると，「抗がん剤は悪い細胞を殺すと同時に良い細胞をも殺すことになるため，投与の量には限界がある。将来，抗がん剤をどんどん投与してもそれをカバーできる薬が発明されれば，いつか"完治"という時がくる。」

　当時，白血病の種類によっては化学療法で長期生存が可能になりつつあったころで，小児の急性白血病は3人に2人は3年生存と聞いた記憶がある。

　私は，日本赤十字社の行う献血推進ボランティアの1人であり，その後の成分献血，適合血小板献血の協力者として間接的に白血病患者と接点をもつようになったが，定期的にくる適合血小板献血の呼び出しが，一時止まる時がある。「患者さん亡くなったんだ。」とやりきれない感情の中で「白血病から不治の病という言葉を取り去りたい。」という思いが募っていた。そんなとき「骨髄移植」という言葉を聞いた。「白血病が完治する。」「私の骨髄をあげよう。」しかし，骨髄提供を求める患者へ次々と連絡する私のHLAタイプは，どの患者とも合致することはなかった。

B．公的骨髄バンク設立へ

　「○○ちゃんを救う会」が全国のあちこちで名乗りをあげていた。1人のHLA検査料が3万円とも5万円とも聞かされていたが，そういう中でも私財を投じて100人，200人と我が子のために骨髄提供希望者のHLAを検査し，データをプールする人たちがいた。しかし，そのデータは，ほかの患者のために使われることはなく，○○ちゃんに合致しなければ無用になっていく。しかも「ほかの患者のプール」の中で合致する人たちはいるのである。患者もその家族もせっかくの善意と多額のお金が消えていくことを目のあたりにし無念さはいかばかりか。私は成分献血の仲間たちに声をかけ「骨髄献血希望者の会」を組織した（1988年〜1992年）。

　「どなたにも骨髄を差し上げます」という人たちのHLAデータを組織化したらどうだろう。適合血小板献血の制度を参考にした公的な骨髄バンクである。1989年，近畿2府5県の血液センター所長と近畿在住の血液，免疫関係の医師も参加して「近畿骨髄バンク連絡協議会（北田　章会長，大阪府赤十字血液センター所長）」を発足させ，日本赤十字社基幹血液センターを運営母体とする理想の公的骨髄バンク像を作り上げ，患者と骨髄提供者双方のプライバシーと安

全を守る公的骨髄バンク設立を目指し旧厚生省との対話を進めた。

　他方，骨髄バンクの設立を求める患者を中心とする署名運動やマスコミなどの応援も活発化し，また医療も家族などから骨髄を得られた骨髄移植の実績を重ねており，世論と移植実績の応援がついに1991年「公的骨髄バンク（骨髄移植推進財団）」を設立させたのである。

C．骨髄から臍帯血へ

　日本赤十字社血液事業の責任者を説得することができなかった旧厚生省は，私たちが理想とした国の血液事業の中に位置づけた日本の骨髄バンクを設立することができず，移植医と患者に大部分の負担を強いる公的骨髄バンクの制度となった。それは今に至るまで骨髄移植推進運動のネックとなって患者を苦しめてきた。

　私たちは，公的骨髄バンク設立の翌年，ボランティアで集めたHLAデータ約800人分を公的骨髄バンクに移行させ骨髄献血希望者の会を解散した。

　骨髄移植推進運動から離れ，私たちが目指したのは「患者にも提供者にもやさしい医療」であった。骨髄提供者の負担とコーディネートの不確実性は，公的骨髄バンクを切望した患者を1人も公的骨髄バンクで救うことができなかった悔しさとして残っている。世界に10年遅れて設立した骨髄バンク。ならば，世界はもっとやさしい医療をみつけているのではないか？ 世界の白血病治療の情報を調べていくうちに出会ったのが，1988年，フランスで初めて成功した「臍帯血移植」である。

　1992年2月の朝日新聞は，イギリスで臍帯血バンク設立の動きがあると報じた。一方，米国では，この年，Pablo RubinsteinがNIHの助成金を得て臍帯血バンクをNew York血液センター内に設立させた。

　ドナーの安全，患者の容態に合わせた移植，HLA完全一致の必要なし。臍帯血なら，骨髄バンクで救えない白血病患者を救えるかもしれない。

　独自で収集した資料を基に小児科医を中心に臍帯血移植の必要性を訴えているうちに，日本でも臍帯血に注目している学者がいることを知った。

　1994年「日本さい帯血バンク支援ボランティアの会」を発足させ，移植医，細胞プロセッシング分野の専門家等に働きかけ「臍帯血バンク研究会」を発足させた。この年，この研究会参加者のメンバーによって，神奈川臍帯血バンク・兵庫さい帯血バンクなどの地域バンクが設立された。

私はもう一度考えた。今度こそ血液事業の中に位置づけた「公的臍帯血バンク」の設立を目指そう。

D．New York 臍帯血バンク訪問

日本の臍帯血移植の状況を度外視して，公的臍帯血バンク早期設立を目指し，適用後，厚生官僚をして「ウルトラ C」といわしめた臍帯血移植術への医療保険適用を急いだ理由は，1996 年 9 月と 1997 年 8 月の 2 度の New York 臍帯血バンク訪問にあった。

1 度目の訪問のときには，臍帯血バンクの仕組み，細胞プロセッシング，臍帯血採取協力産科を見学した。このときの臍帯血保存数 7,000 検体。1 台あたり 1,000 検体保存の冷凍庫が 7 台並んでいた。2 度目の訪問時，保存臍帯血は 10,000 検体を超え，1 台あたり 3,600 検体保存できる臍帯血の格納および取り出しを自動化した液体窒素保存容器が開発されていた。そして Duke 大学 Kurtzberg J 博士との出会い。小児の臍帯血移植はあたりまえ，私の目的は，成人の臍帯血移植を受けた患者の話を聞くことである。21 歳 体重 65 kg の患者は，「臍帯血が私の人生を変えてくれた」と語った。

Kurtzberg は「体重 80 kg，90 kg の患者さんも移植が成功した」と語った。

「制度を作り，環境さえ整えば，日本の移植医は，必ず，結果を出してくれる。」

E．制度を作り，環境を整えるのが先！

1）臍帯血移植術への医療保険適用
2）公的臍帯血バンク早期設立

この 2 つを柱とする厚生大臣宛の署名運動はまたたく間に国民運動として拡大し，全国地方議会 250 以上の国への意見書提出を引き出した。

まだ，移植実施 10 数例のころである。

1997 年 9 月に厚生大臣へ提出したこの署名は 1998 年 1 月の「厚生省臍帯血移植検討会」設置につながった。

検討会は委員である私にとって容認できない方向へ向かっている疑念をいだかせ，再度の署名運動へと発展，200 万人を超える署名は，同年 4 月の臍帯血移植術への医療保険適用につながった。

私はこの検討会を機に，日本赤十字社に一任する公的臍帯血バンクを断念した。同時に理想とする骨髄バンクも日本赤十字社に一任しないことに決めた。私はこの検討会を通して，日本赤十字社の行う日本の血液事業を，一社に集約させたことによる，患者サービスの質の向上と，いわゆる補助金などによる国のお金の使い方に対する不合理性に直面してしまった。日本赤十字社は，血液を必要とする（骨髄・臍帯血を含め）医学の進歩に即対応できにくい組織に肥大化し，国からは責任ばかりをおしつけられている状況の中で組織防衛に窮しているようにみえた。

　バンク事業は救命事業である。患者救命を第一と考えるならば，日本赤十字社には，日本赤十字社が出来る応援をお願いする。これからの骨髄バンクと複数の臍帯血バンクは，おのおのが独立した事業体として，患者サービスの質の向上を競い合うシステム作りが必要になってくる。

F．公的臍帯血バンク設立

　1999年8月，日本の公的臍帯血バンクは設立した。9つの独立した地域バンクが協同事業を行う場として，日本さい帯血バンクネットワークが設置された。

　国の補助金を柱としておのおののバンクは苦しい運営の中で着々と目標の達成を行い，臍帯血の質を向上させつつある。1997年2月の臍帯血の移植以来，2003年6月には1,000例，その1年5ヶ月後の2004年11月には2,000例の倍増となり，2005年8月には2,500例を突破した。2003年度の骨髄移植・臍帯血移植は共に700例を超えた。末梢血幹細胞移植を含め日本における造血幹細胞移植はおのおのの数において肩を並べるところまできている。これには，公的臍帯血バンクの設立により，おのおのの移植をとりまく環境の比較ができるようになったこと，臍帯血の提供，供給が安全・かつすみやかに行えることに加え，50歳以上の患者への移植が可能になったことなどがあげられる。患者サービスのためのより良い競争も両バンクは補い合いながら行うようになってきた。公的臍帯血バンク早期設立への私たちの支援運動は，第3者が先行した制度作りの医療支援運動としてまずは成功例の1つになるであろう。

G．臍帯血バンク支援ボランティアの役割

　私たちは，公的臍帯血バンク設立にあたって留意してきたことがあった。そ

れは，私たちが関わってきた骨髄バンク推進運動と，設立された公的骨髄バンクシステムの在り方に対する私たちの反省でもある。象徴的なこととして患者負担金がある。私たちは，臍帯血バンクにおいては患者負担金そのものの存在を徹底して否定した。その一方で，さい帯血バンクネットワークに参加するおのおのの臍帯血バンクの運営形態を把握することができず，国と日本赤十字社との妥協の結果（全バンクの補助金を日本赤十字社を通して支給する。日本さい帯血バンクネットワークを日赤本社に置く。）補助金事業として，「当初は」という言葉を信じて任せてしまった。当然補助金事業としては，臍帯血移植医療の発展からみれば，行き詰まることが，当初から懸念されていた。私たちは各バンクの事業の安定を目指して支援活動を展開している。

　制度の問題に対する支援としては，臍帯血バンクへの医療保険全面適用に向けての署名活動や，政治・行政への働きかけ，臍帯血の質の向上を目指す GMP 基準（に準ずる）の導入指針作りへの働きかけなど，また当座の支援としては，臍帯血提供者である妊婦への両親学級での臍帯血提供の呼びかけ（臍帯血提供は臍帯血バンクと提携する産科施設で出産する妊婦のみのため，一般的な臍帯血提供の PR は行わない），採取された臍帯血を，産科からバンクまで搬送するなどである。一般向けへは街頭やフォーラムなどでのバンク運営への支援依頼（寄附や賛助会員等），臍帯血移植状況の PR などである。

　私たちは，臍帯血バンク支援ボランティアを「臍帯血提供の母子」と位置づけている。私たちは，こうした目先の支援活動をしなくてもよい日が一日も早く来ることを目指して，今はこの様な支援も行っている。そのためにも，公的臍帯血バンクの自立した安定運営が達成される制度作りは急務なのである。

H．臍帯血バンクの安定運営に向けて

　私たちは，臍帯血を血液として血液事業の中に位置づけた全面医療保険適用を目指して国への働きかけを続けている。現在，臍帯血バンクへは医療保険から一部代金が環流してきている。これをさらに進めて 2006 年の医療保険の改定時には医療保険の全面適用を成し遂げたい。もちろん骨髄も同時であるが，問題が残るようであれば，保険適用がやりやすい臍帯血を先行させるのも一考である。そういうときがきたら，何が 1 番よいのかを考え，けっして「骨髄だ」「臍帯血だ」というセクト的な行動は行うべきではない。私たちは，現在の患者サービスだけでなく，将来なるかもしれない私自身を含めての患者サービスを

見据えた支援運動を展開している。

　さいわい，国もその方向に向けての調査を開始しており，日本さい帯血バンクネットワークにおいても「次世代デザイン」の構想の議論の中に安定運営の1つの方向に医療保険の全面適用を打ち出している。

1．大規模移植センターの必要性

　これまでの公的臍帯血バンク（公的骨髄バンク）設立の運動は，命を救う材料を確保するためのものであった。これからが実際に命を救うための本格的運動となる。本来，大規模移植センターは骨髄バンク設立のときから準備されているべきであった。年間1,000人に満たない移植のために200を数える診療科が手をあげて，平均年間3〜5例，10例以上の移植を行う医師がいれば，1例の医師もいる。大多数は数例であり，技術の向上，経験をどうして積み上げていくのか，だれが指導をしていくのかという話になってくる。たとえば，1991年から10年間に骨髄バンクの仲介で骨髄移植をした慢性骨髄性白血病（第1慢性期）患者の生存率を移植実績の多い6病院で調べたデータがある。それによると7年近くも患者の80％が生存している病院もあれば1年後生存率が25％しかない病院もある。これは患者の状態の良し悪しを考慮したとしても病院の医療技術の格差としかいいようがない。臍帯血移植においても2,600例を超えた現在，骨髄移植の前述の例とまったく同じような状況がおきてしまっている。

　医療は自分の住む地域で受けられるのが1番よいのかもしれないが，こうした高度の移植術といった治療技術は，白血病の発生率の増加を考えると専門的な病院を全国に数ヶ所つくり，そこに集中させたほうがよいといえる。現在の全国に数多く分散するやり方では根拠に基づいた確実なデータが出てきにくいことがあげられる。患者救命のために，このデータはとても大事なものであるが，日本ではその基盤整備ができていないのである。早急にモデルとして大規模移植センターを全国に2ヶ所設置したい。

　臍帯血移植，骨髄移植，末梢血移植を必要とする患者は年間3,000人以上というのが統一した認識になってきている。

　センターに集中化することで医療スタッフの専門性も向上し，患者にとっても最初の病院と連携し，もっとも自分に適したときにもっとも適した医療を確実に受けられる。それはなにより安心できることではないであろうか。特に近

年，熟年層の白血病や移植を必要とする病気が増えている。将来の再生医療を視野に入れた大規模な造血幹細胞移植センターの設置は，私たち自身の問題としても取り組むべき運動だともいえる。

（有田美智世）

第Ⅲ章 臍帯血バンクとネットワークの関係

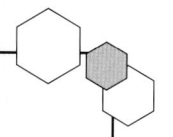

1. 保存臍帯血のネットワークへの登録から提供まで

　日本さい帯血バンクネットワークでは2004年9月に「臍帯血移植実施基準書」を「臍帯血提供管理基準書」と改名し，移植用の臍帯血を適正，公平，安全かつ迅速に提供するための手順変更と様式標準化の改訂をした[1~3]。基準書の内容は必要に応じ今後も改訂されるので最新情報については「日本さい帯血バンクネットワーク」ホームページ資料集を参照頂きたい（http://www.j-cord.gr.jp）。

A．情報の登録と公開

　第Ⅱ章で述べられているように，基準に適合した臍帯血は仮保存され安全性の確認検査（感染症検査，無菌試験など）やHLAタイピング，臍帯血を提供した新生児の6ヶ月後健康調査などの基準（**表1**）となる全項目に適合した臍帯血が日本さい帯血バンクネットワークへ登録される。全国の臍帯血バンク（2004年度現在で11バンク）には光ファイバーによる専用回線が設置され，インターネットに接続した登録・検索システム（**図1**）が構築され，これを通じ各臍帯血バンクのデータが定期的にアップロードされている。その翌日にはホームページに公開されているので毎日最新のデータに世界中からアクセスすることができる。

表1 臍帯血が公開される条件

- 細胞数が6億（$6×10^8$）個以上であるもの
- HLA検査が行われているもの
- 感染症検査，無菌試験が陰性のもの
- 提供した新生児の健康調査に問題がないもの
- 血液型検査が行われているもの
- 細胞の造血機能検査が行われているもの
- その他に性別，分離方法，検査方法，凍結方法，凍害保護液，保存温度，保存液量などの情報が付記されているもの

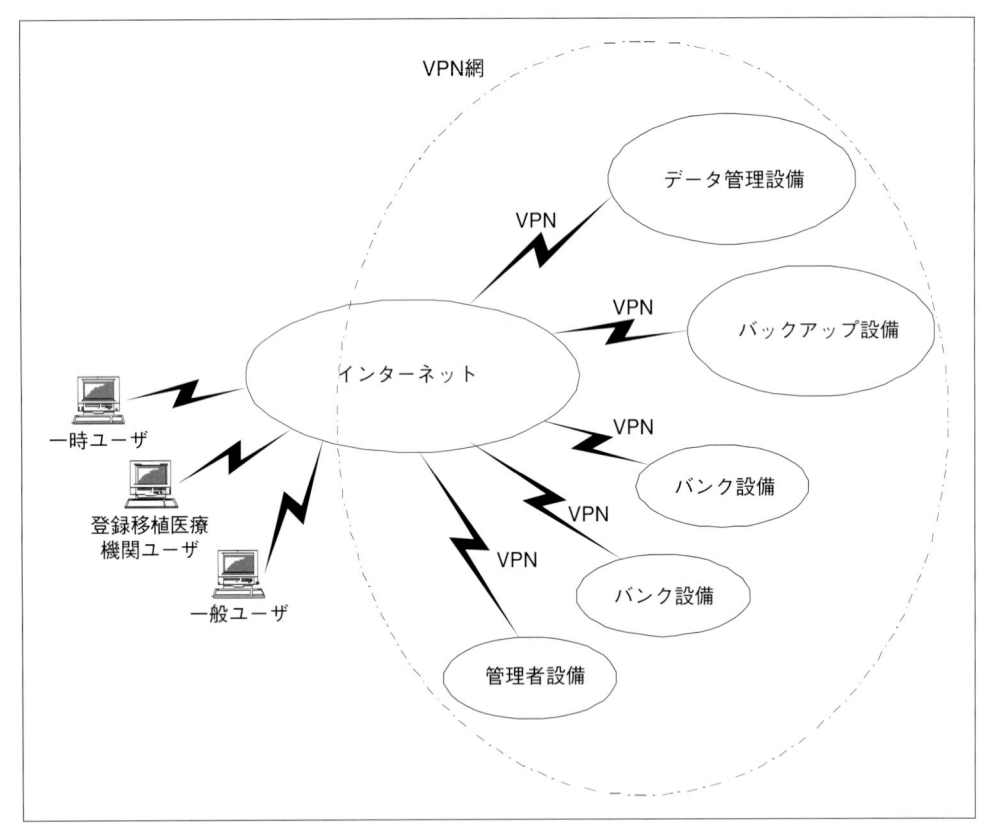

図1 登録・検索システムの構成

B．臍帯血の検索と申込み

　患者に適合する臍帯血の検索と申込みは日本さい帯血バンクネットワークが公開する上記のホームページ上で行う．詳細についてはホームページ中に解説があるのでご覧頂きたい．以下にホームページの階層（図2）を示し概略について紹介する．移植用臍帯血の申込みは事前に登録をした移植医療機関（2004

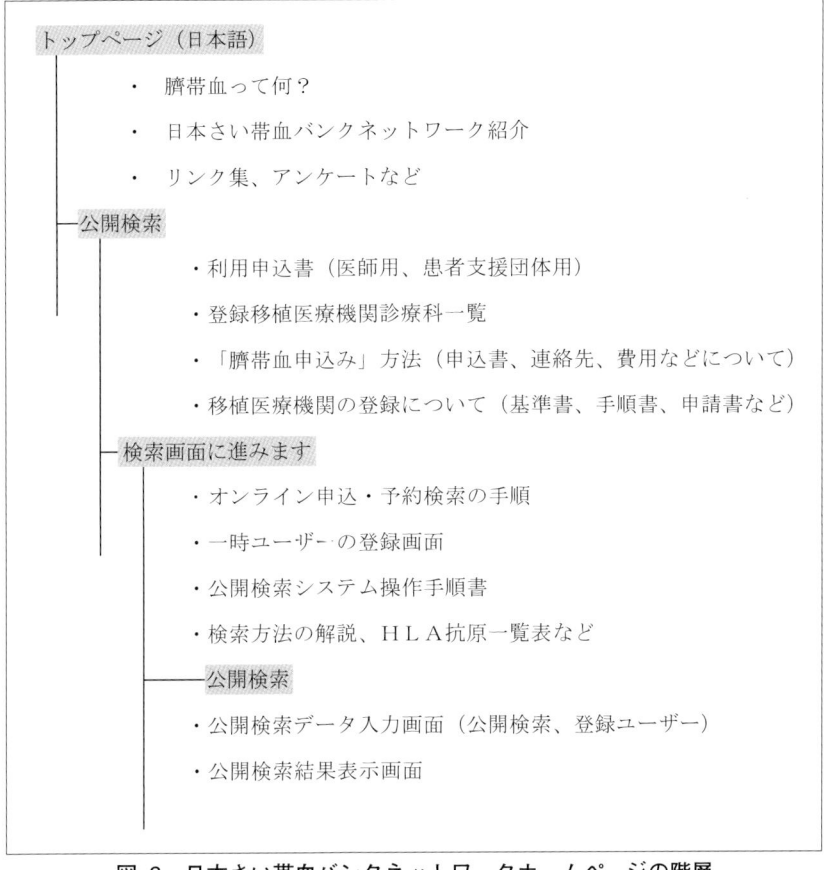

```
トップページ（日本語）
    ・臍帯血って何？
    ・日本さい帯血バンクネットワーク紹介
    ・リンク集、アンケートなど
 公開検索
    ・利用申込書（医師用、患者支援団体用）
    ・登録移植医療機関診療科一覧
    ・「臍帯血申込み」方法（申込書、連絡先、費用などについて）
    ・移植医療機関の登録について（基準書、手順書、申請書など）
 検索画面に進みます
    ・オンライン申込・予約検索の手順
    ・一時ユーザーの登録画面
    ・公開検索システム操作手順書
    ・検索方法の解説、ＨＬＡ抗原一覧表など
 公開検索
    ・公開検索データ入力画面（公開検索、登録ユーザー）
    ・公開検索結果表示画面
```

図2　日本さい帯血バンクネットワークホームページの階層

年度現在160病院，200診療科）に認められ，登録医師はIDとパスワードの定期的な更新により管理される。実際に検索を行うには患者のHLA型，体重などを入力すると検索結果は瞬時に表示される。臍帯血の情報はHLA-A, B, DR抗原のほか適合数，患者と不一致の遺伝子座コード，体重当たりの有核細胞数，保管バンク名と管理番号，血液型，性別，造血機能検査などが表示され，これにより適合性のより良い臍帯血を選択することができる。一時ユーザーによる検索では血液型など一部の情報が非表示となる。検索により適合する臍帯血がみつかり，ホームページ上の申込フォームに入力すると，臍帯血を保存管理する臍帯血バンクへ電子メールにより連絡される。臍帯血バンクで受付が確認されると，以後3ヶ月間の移植用臍帯血の確保期間が設定され，これを過ぎる場合には再度の申込みが必要となる。また，公平な臍帯血移植を行うため1人の患者に対し1個の臍帯血がコーディネートされる。

表2　バンクより移植施設へ送付する書類には以下のものがある

・書類一式（同意書，臍帯血搬送申込書，登録変更届，登録中止届，説明書，移植適応基準書，費用説明書など）を送付する。
・移植用臍帯血ならびにレシピエント（患者）の確認検査の結果を報告する。
・臍帯血の搬送日を決定し確認の連絡をする。
・移植用の臍帯血がバンクから出庫したときに到着予定時間を連絡する。
・検査費用，管理費用の受け渡しに関する覚書を締結する。
・その他，緊急の場合などは電話による確認なども行う。

表3　移植施設よりバンクへ提出するものは以下のものがある

・インターネットによる申込みフォームへの入力を行う。
・レシピエントの臍帯血移植同意書・・・移植担当医より書面と口頭により十分な説明を受け，その内容が理解，承諾され書面に記録，署名されたもの。
・レシピエントの血液・・・HLA確認検査や移植後遡及調査のための検体保存を行う。また，移植成績に影響すると考えられるHLA免疫抗体の有無についても検索されることがある。
・HLA検査結果・・・レシピエントを含む家族のHLAがすでに検査されている場合，コピーを提出し確認検査の参考とする。
・搬送申込書・・・搬送中の万が一の事故などにより移植施設へ臍帯血が届けられないなどのアクシデントを回避し臍帯血移植の安全性を確保するため，搬送日はレシピエントの移植前処置が始まる以前の受領日とする。
・臍帯血の受領後には臍帯血受領書，移植実施報告書，移植経過報告書を順次報告する。

C．臍帯血移植適応審査

　臍帯血移植の申込みを受けた各臍帯血バンクでは，その内容を移植適応基準に照合し臍帯血移植の適応について審査する。適応審査を行う委員には臍帯血移植を直接行わない医師を含む複数の委員を人選し審査が行われる。審査結果を集約するため審査会議のほかにファクシミリや電子会議を活用し時間と費用の節減が図られている。審査結果の適否は移植申込医師に各バンク事務局より回答される。また，各バンクにおいて申し込み内容が基準書に合致しないものについては日本さい帯血バンクネットワーク移植判定委員会へ審査を求め，適否の判断を仰いでいる。

D．コーディネート

　移植の適応が認められると，バンク事務局と移植施設との間で情報の交換，必要書類の提出など移植へ向けてのコーディネートが標準手順書にしたがい進められる。両者の連絡窓口はバンクでは事務局が担当し，移植施設では移植担

当医が連絡相手となることが多い。しかし，彼らは臨床業務の多忙により連絡事項の伝達に時間を要することがある。そのため移植施設においても専属のレシピエントコーディネーターなどの配属が強く望まれている。

E．移植用臍帯血の事前確認検査

　液体窒素中に凍結保存されている移植用臍帯血は解凍して確認検査を直接行えないため，パイロットサインプルなど移植用凍結バッグと同じ条件で凍結保存されている試料により間接的な確認検査を行う。有核細胞の生存率検査，造血機能検査，適合確認のHLA検査などを行い移植前のバリデーションとして移植施設へ報告する。造血機能検査の一部には検査結果が出るまでに2週間程度かかるものもあり，生着不全例など緊急を要する移植では必要最小限の確認検査にて出庫される場合がある。

F．移植用臍帯血の提供

　臍帯血の運搬には各バンク発行の搬送証明書ならびに日本さい帯血バンクネットワーク発行の専用搬送シールを添付し緊急連絡先を届け出た上で搬送する。搬送容器の重量は約7 kg（図3）と容易に運搬できる重さである。この容器は使用前に液体窒素で24時間以上かけて冷却され，その後の3日間は－196℃を保つことができる。また，定期的に保冷能力に低下がないか，容器の性能確認が行われている。臍帯血を空路で運搬する場合には航空会社のサービスデスク（下記）

　　JALスマイルサポートデスク　電話フリーダイヤル 0120-250-001
　　ANAスカイアシストデスク　電話フリーダイヤル 0120-029-377

に移植用臍帯血機内持ち込みマニュアルが整備されているので事前の申込みと調整が必要である。移植用臍帯血を冷凍搬送容器に入れて機内に持ち込む場合，凍結細胞の機能低下を避けるため開封の禁止，エックス線の照射免除，転倒禁止などの特例を設け，搬送者の隣席に半額料金にて座席が確保される。また，運送業者へ搬送委託する場合，陸路ではチャーター便（空路の一部分では混載）となり，移植病院にはバンクを出庫した当日の午後に配送される。臍帯血を受領した場合，ただちに管理番号の照合を行い移植施設の液体窒素保存容器または－140℃以下のディープフリーザー（超低温槽）にて移植日まで保管する。

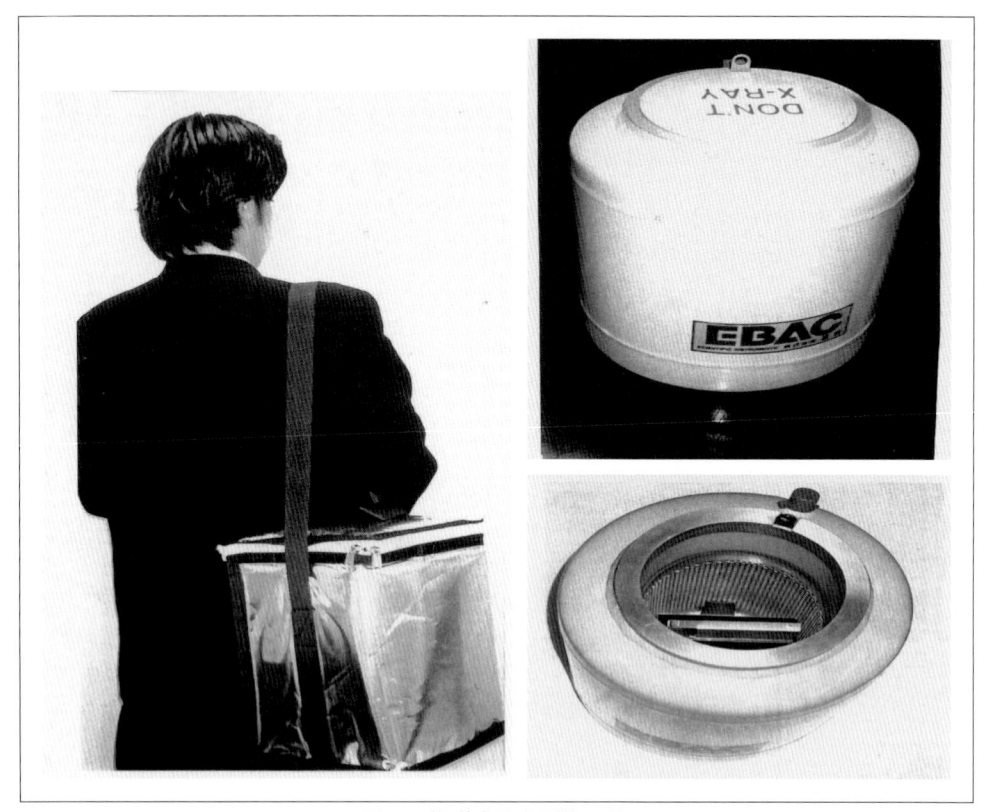

図 3　搬送容器と運搬風景

また，提供バンクへ受領の通知をすみやかに行う。

G．移植後の調査資料の提出

　臍帯血移植を施行した場合，提供を受けた臍帯血バンクへ移植実施報告書をすみやかに送付する。日本さい帯血バンクネットワークでは毎月末，移植用臍帯血の提供数，移植実施報告数について集計しホームページに掲載している。移植後100日を経過した時点で患者の経過報告を行う。その後，毎年の移植経過についても報告を行うが，これらの報告は2005年2月よりホームページより直接入力が行えるようになった。

文献

(1) 臍帯血移植実施のための技術指針,日本さい帯血バンクネットワーク,2003.
(2) 臍帯血提供管理基準書,日本さい帯血バンクネットワーク,2004.
(3) 小寺良尚・加藤俊一:必携造血細胞移植.医学書院,2004.

〔佐藤　薫〕

第Ⅲ章 臍帯血バンクとネットワークの関係

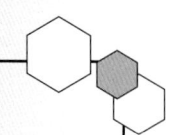

2．臍帯血提供前検査とリンパ球交差適合試験

　兵庫さい帯血バンクでは，提供前検査として患者・ドナーのHLA（ヒト白血球抗原；human leukocyte antigen）タイピングとリンパ球交差適合試験（クロスマッチ）を実施している。前者は，さい帯血バンクネットワークの予備検索で選択されたドナー候補と，患者双方のHLA-A，B，C，DRB1 アリルタイピング（DNA型タイピング）を行う。これは，双方の登録情報の再確認を行うとともに，正確なHLA適合度を決定するために必須の検査である。後者は，患者のHLA抗体検索と並行して実施することで，患者抗体のドナー細胞に対する反応を確認することができ，臓器移植では重要な指標となっている。いずれの提供前検査も，最終的な移植可否やリスク査定を判断するための情報を，臨床に提供するための重要な検査である。

A．臍帯血提供前検査
1）HLAタイピング
　骨髄バンクなどを介した非血縁者間骨髄移植では，HLA適合度が移植成績と相関することから，患者・ドナー間のDNA型レベルでのHLA完全マッチが求められており，移植を必要とするすべての患者に対応するためには，いまだ多くのドナー登録を必要としている。しかし，成人骨髄移植と比較して免疫担当細胞が未成熟な臍帯血では，移植後GVHD（移植片対宿主病；Graft Versus Host Disease）発症率が低いことから，移植の際にHLAが完全に一致しなくても可能であると考えられている。そのため，非血縁者間でもドナーがみつかる

血清学的タイプ適合度	アリルタイプ適合度							N=276
	6/6	5/6	4/6	3/6	2/6	1/6	0/6	
6/6	13	4	4	2				23
5/6		39	52	29	2	1		123
4/6			54	63	8	3	1 #	129
3/6				1				1

1ミス以上の低下＝169/276（61.2％）　　　　# Case 1
2ミス以上の低下＝ 50/276（18.1％）　　　　平均＝－0.83

図1　血清学的タイプ適合度とアリルタイプ適合度の比較

確率が高くなり，骨髄移植の10分の1程度のドナープールで対応が可能である。

　現在までに国内で2,000症例を超える臍帯血移植が施行され，多くのデータが集積され，生着率や再発率，GVHD発症率等，HLA適合度と相関するデータも報告されている（後述：各移植成績の項参照）。今後，長期生存率などにおいても，HLA適合度は比較検討すべき重要な項目であるといえる。HLAタイピング法の実際は，他の成書を参照していただくとして，ここではHLAアリルタイピングおよびハプロタイプの重要性，そしてHLAの多形性を考慮した今後の課題について述べる。

　登録臍帯血は，各臍帯血バンクに血清学的HLAタイプ（おおむね2桁レベル）でのグループ分けで登録されている。予備検索時には，患者タイプとHLA-A，B，DR各2座ずつ，計6座の適合度を測る。しかし，提供前検査では，患者・ドナー候補ともアリルレベル（4桁レベル）でのタイピングが実施され，より正確な適合度が決定される。すなわち，血清学的に同じグループであった患者とドナーのHLA抗原が，提供前検査のアリルタイピングによるグループ分けで不一致となり，適合度が低下することもある。図1に最近（2004年11月末）までに兵庫さい帯血バンクから提供されたドナー細胞による臍帯血移植における，タイピングレベル別適合度の推移を示す。予備検索時の適合度を血清学的タイプ適合度（6/6を完全一致，0/6を6抗原不一致）として，提供前検査時に実施されるアリルタイピングでの適合度と比較し，その適合度の推移を示した。この図からアリルタイピングの実施によって，予備検索時よりも適合度が低下（平均－0.83）するとともに，正確な適合度が測られることがわかる。

```
臍帯血移植血清学的検査結果
患者HLAタイプ              A2 A3, B13 B44, DR12 DR13
ドナーHLAタイプ            A2 A33, B75 B44, DR12 DR13
4/6（2ミス）血清学的タイプ適合度のドナーセレクション
```

↓

```
臍帯血提供前検査のHLAアリルタイピング実施
```

↓

```
患者HLAタイプ        A*0201/0301, B*13/4402, DRB1*1201/1301
ドナーHLAタイプ      A*0206/3303, B*75/4403, DRB1*1202/1302
0/6（6ミス）アリルタイプ適合度のドナーセレクション
```

図2　アリルレベルのミスマッチ（Case 1）

```
A*2402—B*5201—DRB1*1502      A*1101—B*1501—DRB1*0406
A*3303—B*4403—DRB1*1302      A*1101—B*5401—DRB1*0405
A*2402—B*0702—DRB1*0101      A*2601—B*4006—DRB1*0901
A*2402—B*5401—DRB1*0405      A*2601—B*4002—DRB1*0901
A*0207—B*4601—DRB1*0803

          A*3303—B*4403—DRB1*1302
          A*0301—B*4402—DRB1*1301
```

図3　日本人に高頻度（HF＞0.5％）にみられる"A-B-DRB1"
　　　3座位のハプロタイプ（例）

　図2はアリルタイピングによっていちじるしく適合度が低下した例である。予備検索時には2抗原不一致であった適合度がアリルタイピングによって6抗原不一致，すなわち適合度0になっている。これは予備検索時にHLAハプロタイプを考慮しなかったことにも起因している。ハプロタイプとは，同一染色体上に存在する複数の遺伝子座で，組み換えを起こさずに遺伝するアリルのセットのことである。この症例では，患者側A2-B13-DR12/A3-B44-DR13であり，ドナー側A2-B75-DR12/A33-B44-DR13と推測される。ここで問題となるのは，患者側A3-B44-DR13，ドナー側A33-B44-DR13のそれぞれのアリルタイプである。**図3**を参照していただきたい。HLA遺伝子領域では，特定のアリルが同一染色体上の別の遺伝子座にある特定のアリルとハプロタイプを形成している頻度が計算上の期待値と大きく異なる場合がある。つまり，偏った発生頻度のHLAハプロタイプが存在する。これを連鎖不平衡という。日本

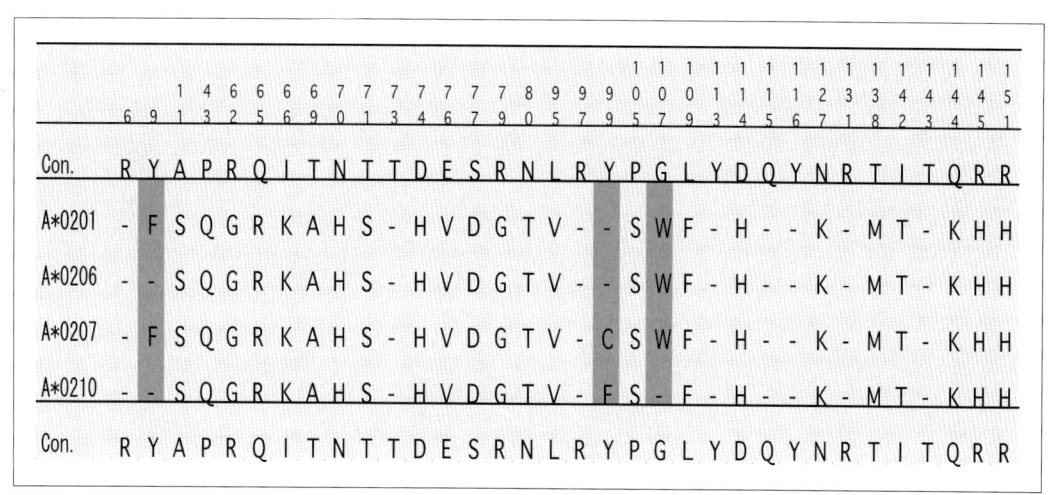

```
                       1 1 1 1 1 1 1 1 1 1 1 1 1 1 1 1 1
         1 4 6 6 6 6 7 7 7 7 7 7 7 8 9 9 9 0 0 0 1 1 1 1 2 3 3 4 4 4 5
         6 9 1 3 2 5 6 9 0 1 3 4 6 7 9 0 5 7 9 5 7 9 3 4 5 6 7 1 8 2 3 4 5 1
Con.     R Y A P R Q I T N T T D E S R N L R Y P G L Y D Q Y N R T I T Q R R
A*0201   - F S Q G R K A H S - H V D G T V - - S W F - H - - K - M T - K H H
A*0206   - - S Q G R K A H S - H V D G T V - - S W F - H - - K - M T - K H H
A*0207   - F S Q G R K A H S - H V D G T V - C S W F - H - - K - M T - K H H
A*0210   - - S Q G R K A H S - H V D G T V - F S - F - H - - K - M T - K H H
Con.     R Y A P R Q I T N T T D E S R N L R Y P G L Y D Q Y N R T I T Q R R
```

図4 HLA-A2 Amino-Acid Sequences

人では，この症例のタイプ以外にも図中のような多くのハプロタイプが確認されている．すなわち，この症例ではアリルタイピングをするまでもなく，相違することが予備検索の段階で推測できたといえる．このようにHLAハプロタイプを考慮したドナー検索も重要な事項である．

では，実際アリルレベルでの相違とは，どの程度の違いなのか．人類はその進化のなかで，さまざまな免疫学的刺激や環境の変化を経験し，その都度適応し順応するために，多くの遺伝学的変化を獲得してきた．その結果が遺伝子の多形性である．図4はHLAの多形性として，HLA-A2における日本人に代表的な4つのアリルと，その抗原提示部のアミノ酸構造の概略図である．ここで，A*0201とA*0206を比較すると，9番目の1ヶ所のみにアミノ酸変異部があり，同様にA*0207は99番目，A*0210とは9番目，99番目と107番目の3ヶ所に変異部がある．これら4つのHLA-A2抗原はそれぞれアリルレベルでの適合度からみれば1抗原不一致である．しかし，分子の3次元構造からみると，CTL（Cytotoxic T Lymphocyte；細胞障害性Tリンパ球）の誘導には差があると考えるのが妥当かもしれない．現在までに臍帯血移植において，これらを考慮した見地からの報告は無い．今後提供前検査として正確なHLA適合度を実施し，臨床成績と相互に比較することで，生着率やGVHD発症率，GVL効果（抗白血病効果；Graft Versus Leukemia effect）との間に何らかの因果関係がみられるかもしれない．

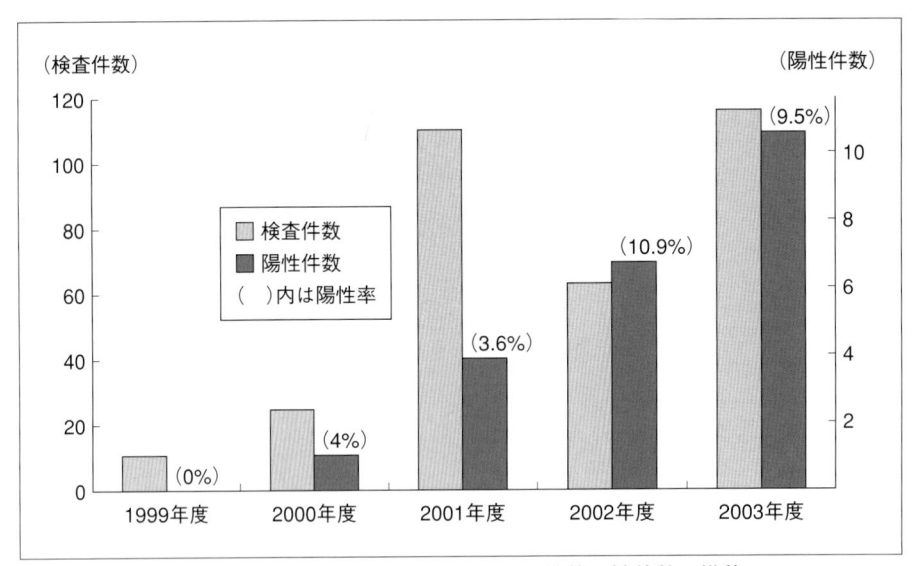

図 5　臍帯血移植提供前検査と HLA 抗体陽性件数の推移

2）リンパ球交差適合試験

　臍帯血移植適応となる患者の多くは輸血歴があり，免疫応答による HLA 抗体産生の可能性が高い。また最近では適応対象となる患者が，小児から成人へと拡大しつつあり，さらにその抗体保有率は上がると推測される（図 5）。HLA 抗体の移植における影響は，これまでにも肝移植や腎移植において，急性拒絶反応や生着性に影響があると報告されており，HLA 不一致で実施されることの多い臍帯血移植においても，ドナー細胞と反応があると推測されたり，クロスマッチ陽性であれば，拒絶反応や生着不全，細胞数の回復遅延などの影響があると考えるべきである。

　前項の移植提供前検査で詳述したとおり，臍帯血移植では患者・ドナー間の HLA 不一致が容認されている。そこで患者が HLA 抗体を保有している場合は，移植ドナー細胞との反応を確認するために，ドナーリンパ球と in vitro（生体外）での交差適合試験が重要となる。

　したがって，この項ではリンパ球交差適合試験の実際と，その実施不可能時の対応，陽性例と移植成績との関係について我々の経験も含めて述べる。

　リンパ球を用いたクロスマッチ主試験となるこの検査は，おもに HLA Class I（A，B，C）抗原および抗体をターゲットとして，患者血清と保存ドナー血液から回収されたドナーリンパ球との反応性を LCT 法（Lymphocyte Cytotoxicity test），AHG-LCT 法（anti-human globulin-LCT）によって判定する方法で

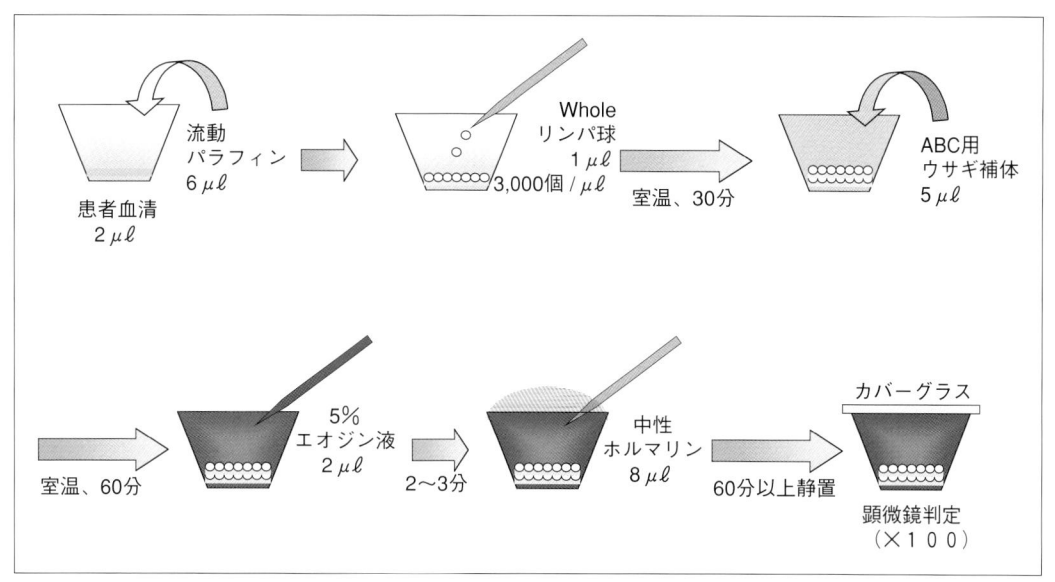

図 6 LCT 法の手技

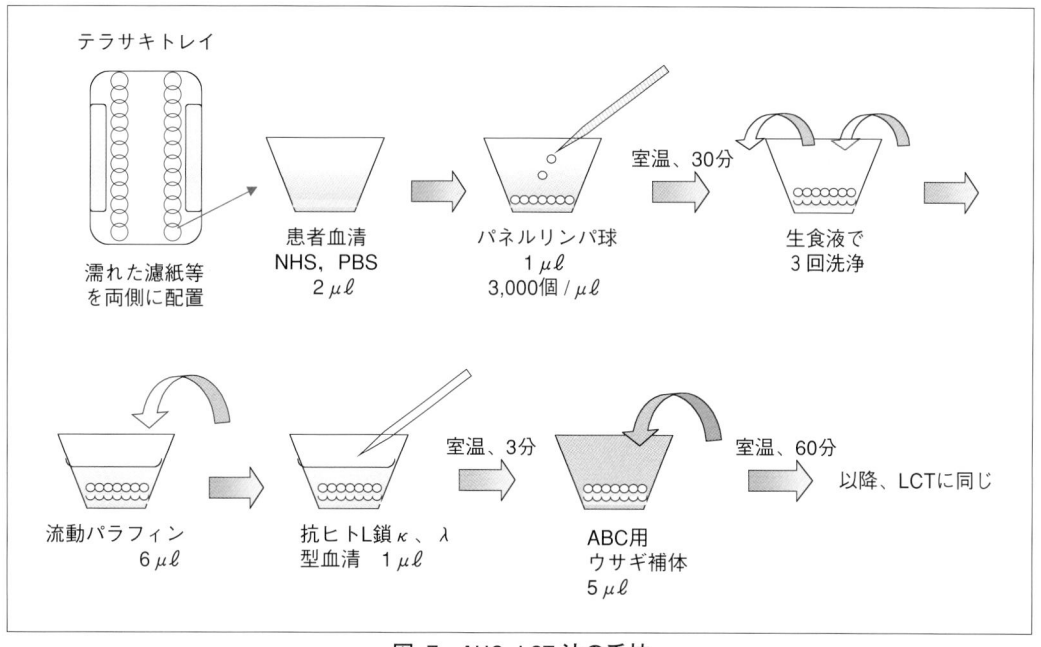

図 7 AHG-LCT 法の手技

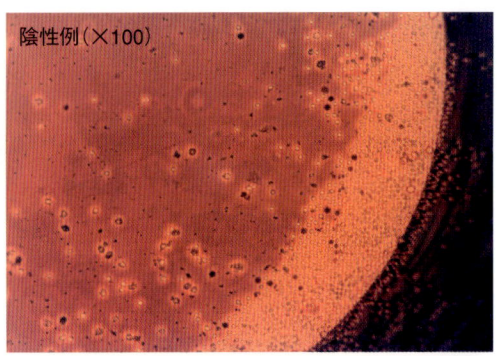

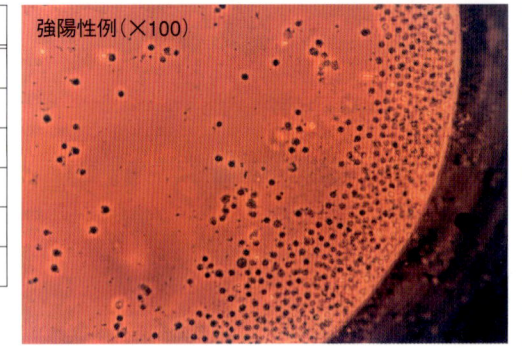

図8　LCT法・AHG-LCT法（判定基準）

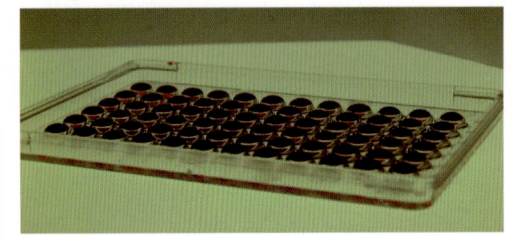

スコア	％死細胞	判定基準
8	81〜100%	強陽性
6	41〜80%	陽性
4	21〜40%	弱陽性
2	11〜20%	疑陰性
1	0〜10%	陰性
0		判定不能

ある。その手技と判定方法について図6〜8に示す。

　現在では，これらの方法に替わって，より感度の高いフローサイトメーターを使用したダイレクトクロスマッチも実施している。しかし，ときに凍結ドナー細胞からドナーリンパ球の回収が困難な場合や，検査用ドナーサンプルが入手不可能となり，検査不能となる場合がある。兵庫さい帯血バンクでは交差適合試験と同時に患者血清中のHLA抗体検索を実施し，これらの場合に対処している。臨床へ判断材料となるべきデータを提供する意味では，交差適合試験不能であっても，患者HLA抗体の有無が判明すれば重要な情報となるはずである。では，HLA抗体陽性であれば，どうすべきか。

　HLA抗体の検査方法は，さまざまな原理による市販ベースのキットがある。抗体スクリーニングとして抗体の有無を検索するものから，多数のパネルセルとの反応性からその特異性を解析するキットもある。ここで特異性が解析されれば，ドナーセルとの反応を推測することは可能である。また材料さえ確保できれば，擬似クロスマッチも選択肢として可能である。擬似クロスマッチとは，

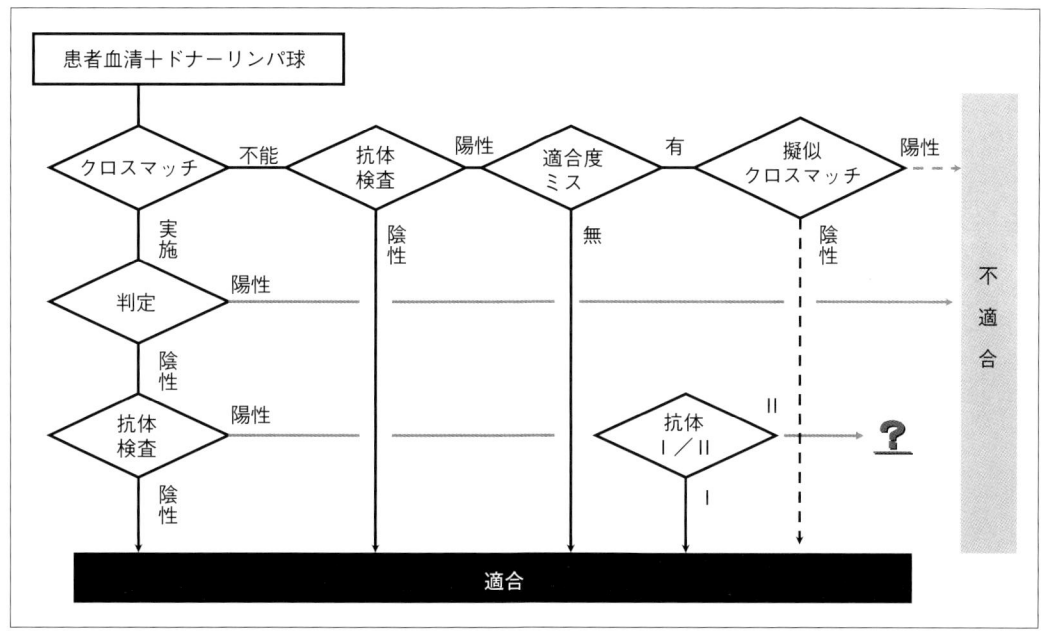

図 9 臍帯血リンパ球交差適合試験フローチャート（兵庫さい帯血バンク）

図 10 患者血清の HLA 抗体検査およびクロスマッチ結果

	陰性	陽性	陽性率
HLA 抗体スクリーニング〔LAT 法〕	219	26	10.61%
抗 Class I 抗体のみ		11	4.49%
抗 Class II 抗体のみ		3	1.22%
抗クラス I ＋ II		12	4.90%
抗 Class I を対象　クロスマッチ実施〔LCT, AHG-LCT 法〕	163	6	3.68%

N＝245

＊ クロスマッチは全症例から不能例を除く件数で集計

患者・ドナー間に HLA 不一致がある場合，ドナーセルと同一タイプの凍結保存リンパ球を用いてクロスマッチを実施し判定することで，本来の交差適合試験の代替となるものである。ただ，材料として常時多数のリンパ球を液体窒素中に凍結保存しておく必要がある。このように，適合性を判断するためには，いくつかの検査技術を組み合わせることで，より多くのデータを入手し，臨床

No.		HLA Type			HLA 抗体検索		クロスマッチ結果		生着
		A	B	DRB1*	クラスI	クラスII	LCT	AHG	
1	p	11.1　24	35　62	0406　0901	＋	＋	－	＋	有
	d	11.1　24	52　62	0405　0901					
2	p	31　－	39　51	0405　1401	＋	＋	＋	＋	無
	d	24　31	51　54	0405　1401					
3	p	0301　2402	4402　1501	1101　1301	＋	－	擬似クロス ＋	擬似クロス ＋	判定不能
	d	0301　2402	5101　1501	0901　1301					
4	p	0206　0207	3901　46	0802　0901	＋	－	＋	＋	ドナー変更
	d	0201　0206	3901　51	0802　0901					
5	p	24　31	55　62	0405　0406	＋	－	＋	＋	ドナー変更
	d	24　31	55　4002	0405					

P：患者　d：ドナー

図 11　臍帯血移植提供前―交差適合試験陽性症例

に提供できるよう工夫する必要がある（図 9）。

　図 10 は，兵庫さい帯血バンクで現在（2004 年 11 月末）までに検出された，患者 HLA 抗体およびクロスマッチ結果である。症例全体の 10％を超える患者に HLA 抗体が検出され，その約 4 分の 1 でクロスマッチ，擬似クロスマッチ陽性反応が確認された。図 11 にクロスマッチ陽性となった 6 症例の内，移植予定例（1 例）を除いた 5 症例を示す。クロスマッチの結果を受けて，ドナー再検索となった 2 症例を除く 3 症例について，AHG-LCT 法のみ陽性となった症例では生着が確認され，LCT・AHG-LCT 両法陽性となった 2 症例では，1 症例が早期死亡で判定不能，1 症例が拒絶反応による未生着となった。臍帯血移植の成否は，患者側の条件（年齢・疾患・病態など）とドナー側の条件（細胞数・HLA タイプなど）に大きく左右されている。今後クロスマッチ実施症例の臨床成績の検討を進めることにより，クロスマッチ陽性結果が臍帯血移植のドナー選択における不適格事項として認知される可能性が考えられる。

　では，クロスマッチ検査に反映されにくい HLA Class II（DR）抗体の場合はどうであろうか。図 12 は，臍帯血移植施行例でともにクロスマッチ，擬似ク

No.		HLA Type					HLA 抗体検索		クロスマッチ結果		生着
		A		B		DRB1*	クラスI	クラスII	LCT	AHG	
7	p	24	—	52	4006	0901 1301	＋	＋	—	—	無
	d	24	—	46	4006	0901 0803					
8	p	0207	31	46	4002	0802 0803	—	＋	擬似クロス —	擬似クロス —	無
	d	0201	31	51	4002	0802 0901					

ミニ移植生着認めず，day 52 真菌感染症で dead。好中球回復を認めなかった。

図 12 ドナー HLA Class II 抗原に陽性反応を示すと推測された抗体陽性患者症例

ロスマッチは陰性であったが，Class II 抗体が検出され，ドナーセルの HLA Class II 抗原との反応性（理論上 Class II に対するクロスマッチが陽性と考えられる）が推測された症例である。症例 7 では患者血清中に抗 DR8 抗体が，症例 8 では Class II -multi（広域反応性）抗体が検出され，結果的に両症例とも未生着となった。Class II 抗体に対するドナーセルの反応性は，現在のクロスマッチ法では確認できない。したがって，いかにして抗体の抗原特異性を正確に把握するかが，Class II 抗体においても重要である。

B．まとめ

　以上，臍帯血移植を施行する上で，最終的な適合性を判断する検査として，HLA アリルタイピングとリンパ球交差適合試験について述べた。アリルタイピングはドナー登録時に実施しているバンク施設もあり，その必要性に対する認知度は高いといえる。しかし，HLA 抗体検索を伴う交差適合試験に関しては，さまざまな移植術においてその重要性が報告されているにもかかわらず，臍帯血移植における認知度はいまだ低いといわざるをえない。臍帯血移植の有効性（利便性）は，そのコーディネーションの簡素化以上に，ドナー細胞のもつ特殊な免疫学的寛容にあるといえる。したがって，その効果を打ち消す可能性のある HLA 抗体の存在を軽視する訳にはいかないであろう。今後はレトロスペクティブ（遡及的）なデータの集積も含めて検討を重ねていく必要があると考える。

（秋田真哉，能勢義介）

第IV章 臍帯血移植とその成績

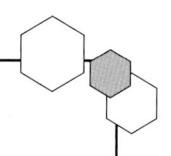

1. 小児の臍帯血移植成績

　臍帯血移植，特に非血縁者間のそれは当初小児においてドナーが得られないか，緊急的な移植が必要な場合に実施されてきた．それが2003年以降は成人において急速な移植症例数の増加がみられており，現在では成人が移植対象の中心となりつつあるが，小児においては毎年ほぼ一定数の移植がなされており小児血液領域における同種造血幹細胞移植の一選択肢として定着している．以下に日本さい帯血バンクネットワークに集積されたデータを基に国内での小児に対する非血縁者間臍帯血移植成績を述べ，諸外国の状況も概覧する．

A．小児における非血縁者間骨髄移植の適応，対象疾患

　小児において非血縁者間臍帯血移植が適応となる疾患は基本的に同種骨髄移植と同じであり，急性白血病を中心とする血液悪性腫瘍，神経芽腫などの固型腫瘍，および先天性免疫不全や先天性代謝異常症などの非腫瘍性疾患である．とりわけ急性白血病においては化学療法後の再発例やPh陽性急性リンパ性白血病（ALL），乳児ALLなどのハイリスク症例では再発後もしくは診断後の一定期間内に移植が必要であるため，HLA適合ドナーが骨髄バンクで得られない場合は非血縁者間臍帯血移植が適応となる．しかしながら後述するように非腫瘍性疾患とりわけ再生不良性貧血に関しては生着不全比率が高く，前処置を含め今後解決すべき問題点を含んでいるために，その選択には慎重であるべきである．

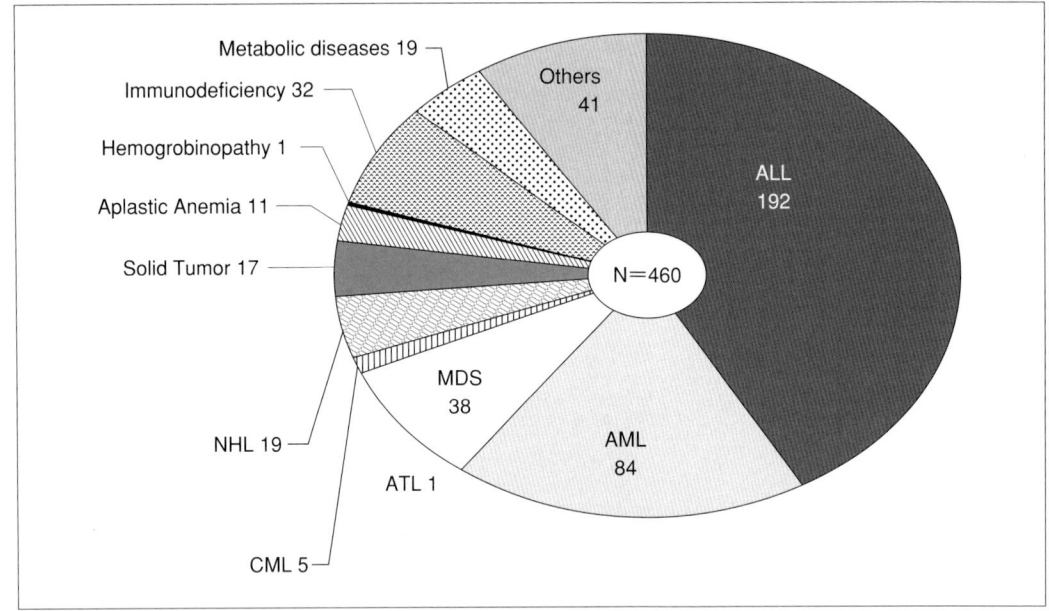

図1 小児非血縁者間臍帯血移植の症例数内訳

B. 国内での移植件数および症例内訳

　2004年までに日本さい帯血バンクネットワークに集積された1,000症例中，移植後100日を経て移植の経過を報告された小児症例数は460例で腫瘍性疾患は356例，非腫瘍性疾患は63例，その他（EBV関連血球貪食症候群など）41例であった（図1）。腫瘍性疾患の内訳は急性リンパ性白血病（ALL）192例，急性骨髄性白血病（AML）84例，骨髄異形成症候群（MDS）38例，悪性リンパ腫19例，慢性骨髄性白血病（CML）5例，固形腫瘍17例などであった。また非腫瘍性疾患は再生不良性貧血およびその関連疾患11例，免疫不全症（SCID, Wiskott-Aldrich症候群など）32例，先天性代謝異常症19例などであった。

C. 急性白血病の移植成績

1）対象症例

　以下に1997年〜2004年までに移植された急性白血病（ALLおよびAML）の成績を述べる。対象は臍帯血移植が初回の造血幹細胞移植となる0歳〜15歳までの236例であり，ALL 159例，AML 77例である。移植時の病期は第1寛

解期（CR1）80例，第2寛解期（CR2）63例，第3寛解期以降が93例であり，前2者を早期，後者を進行期とした。

2）移植細胞数

移植された臍帯血の保存時（凍結時）有核細胞数（$\times 10^7$/kg）は中央値4.62（range 1.35〜24.9）であり，同CD34陽性細胞数（$\times 10^5$/kg）は中央値1.24（range 0.06〜14.5）であった。

3）HLA適合度およびGVHD予防

患者の血清学的HLA適合度は6/6一致が46例，5/6一致が154例，4/6一致が35例であり，成人と異なり5/6一致がもっとも多かった。またGVHD予防法はシクロスポリンA（CsA）＋メトトレキサート（MTX）77例，CsA 39例，タクロリムス（FK）＋MTX 36例，CsA＋ステロイド（36例），その他53例であり，非血縁者間骨髄移植と異なって種々のGVHD予防法が用いられた。

4）移植前処置

移植前処置は全身放射線照射（TBI）の有無ではTBIあり174例，TBIなし62例であり，TBIありの症例では併用する化学療法剤としてサイクロフォスファミド（CY）±αが118例，メルファラン（L-PAM）±αが46例であった。また具体的に実施された前処置の施行例数順ではエトポシド（VP16）＋CY＋TBIが51例，サイトシンアラビノサイド（CA）＋CY＋TBIが36例，ブスルファン（BU）＋CY＋VP16が27例であった。

5）移植後結果

a）好中球数の回復

移植後90日までの好中球数回復（$\geqq 500/\mu l$）は90.2％にみられ，その回復日数の中央値は24日であった。またその回復速度を保存時細胞数別にみた場合，有核細胞数の中央値（4.62×10^7/kg）以上と以下ではそれぞれ23日と26日（p＝0.11）であり，同様にCD34陽性細胞数別では中央値（1.24×10^5/kg）以上と以下ではそれぞれ21日と26日（p＜0.01）であり前者で有意に早い回復がみられた（図2）。この回復速度は移植時病期が早期である場合，進行期に比して有意に早い結果であった（p＜0.01）がHLA適合度との相関は認められなかった。

b）血小板数の回復

血小板数が移植後180日で$5\times 10^4/\mu l$以上の回復は78.6％にみられ，その中央値は66日であった。そして，その予後因子として保存時の有核細胞数が中央値以上，CD34陽性細胞数が中央値以上および移植時病期が早

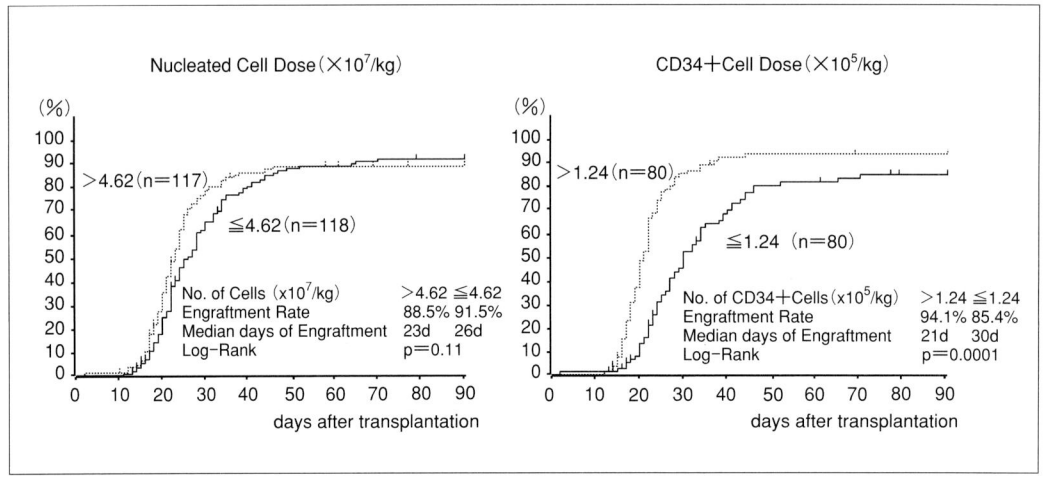

図 2 好中球数の回復

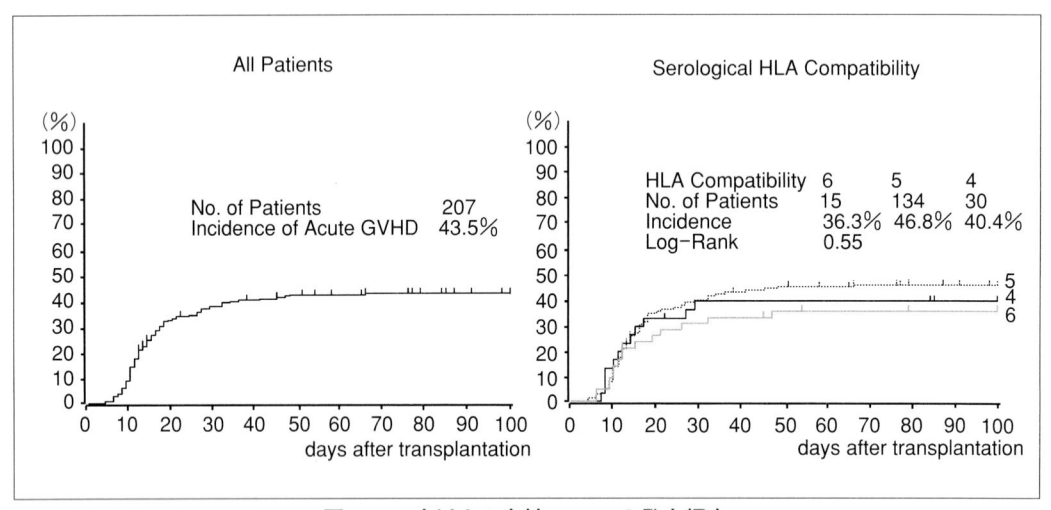

図 3 Ⅱ度以上の急性 GVHD の発症頻度

期である場合に有意に早い結果であった。
c）GVHD
　Ⅱ度以上の急性 GVHD は評価可能症例 207 例の 43.5%にみられたが HLA の適合度との相関は認められなかった（図3）。また慢性 GVHD は評価可能症例 155 例の 17.1%に認められ HLA 適合度が 5/6 の場合に有意に高い結果であったが，これは各 HLA 適合度別症例数の差によるバイアスも否定できない。

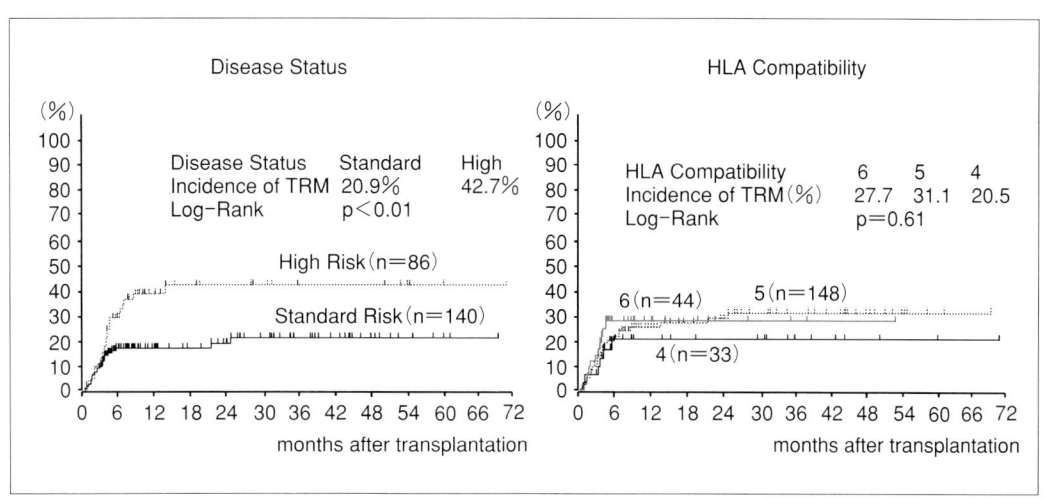

図4 移植関連合併症死

d) 移植関連合併症

移植後の非再発死亡は全体の28.9%にみられ,その予後因子として移植時の病期が影響し,早期では20.9%,進行期では42.7%($p<0.01$)と後者で有意に高かったが,急性GVHDの有無・HLA適合度・移植細胞数などは影響しなかった(図4)。

e) 再発

移植後の再発率は49.7%であり,移植時の病期によって早期では42.5%,進行期では62.9%($p<0.01$)と後者で有意に高い再発率が認められた。またHLA適合度別では有意差は認められないものの,6/6>5/6>4/6とHLA適合度の高いほど再発率が高い傾向であった(図5)。

f) 無イベント生存率(EFS)

移植後生着し,かつ再発なく生存している比率EFSは全体で31.0%であり,予後良好因子としてはCD34陽性細胞数(中央値以上で33.8%,同以下で13.6%,$p=0.01$),移植時病期(早期で41.6%,進行期で15.1%,$p<0.01$)が得られた(図6)。

g) ALLとAMLとの比較

ALLとAMLを全体で比較した場合,EFSはそれぞれ31.1%,30.6%と差は認められなかった。ALLにおいてのEFSはCR1で37.2%,CR2で47.0%,進行期で12.1%であり,早期症例は進行期症例に比較して有意に高い結果が得られた。また同様にAMLではCR1で48.6%,CR2で33.8%,

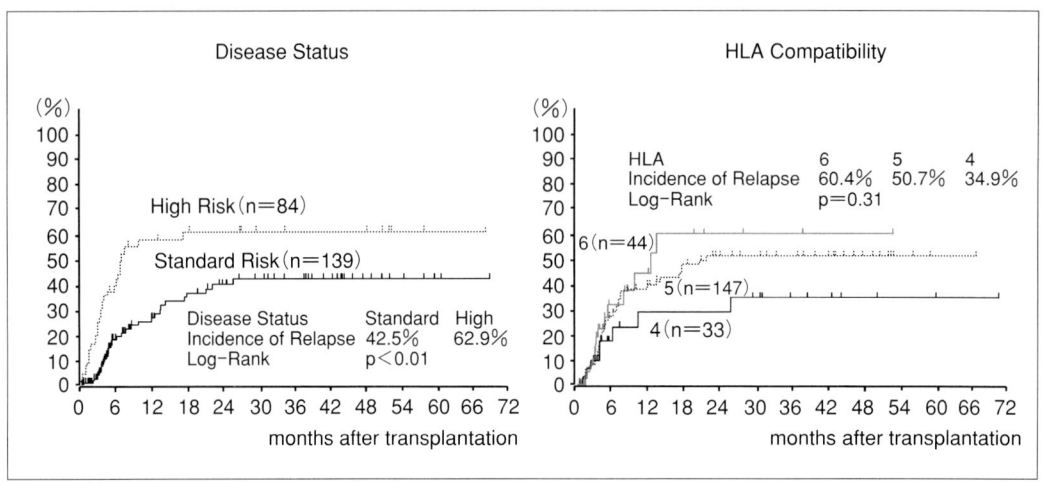

図5 移植後の再発率

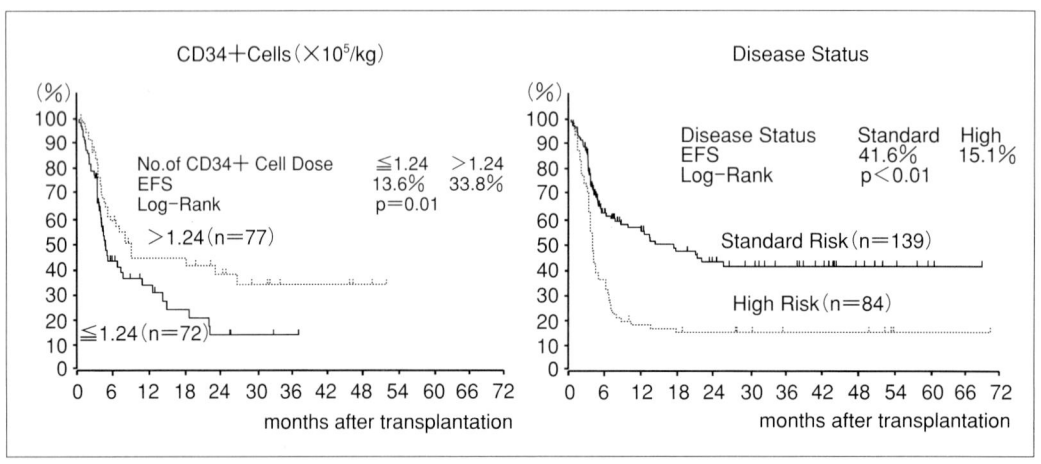

図6 無イベント生存率

進行期で20.1%であり，CR1において進行期と比較して有意に高い結果が得られた（図7）。

h) Ph陽性ALL

小児ALLでもっとも高リスクであるPh陽性ALLでは14例に対して臍帯血移植がなされ，寛解生存例はSRでは9例中4例，HRでは5例中2例にみられている。

i) 多変量解析

以上の結果を多変量解析にて検討した結果，以下の予後因子が検出され

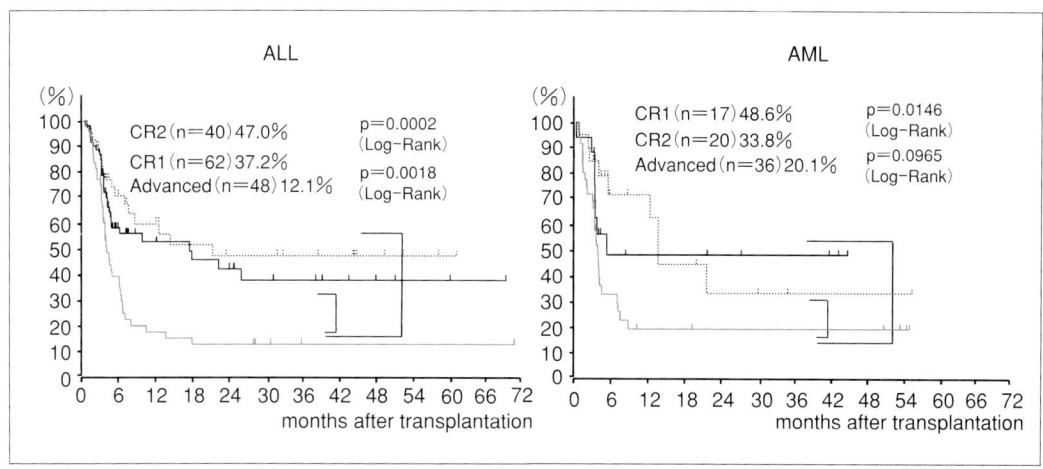

図7 ALL および AML における無イベント生存率

た。好中球の回復は CD34 陽性細胞数および移植時病期，血小板の回復は前記の2つおよび有核細胞数，非再発死亡および再発は共に移植時病期，無イベント生存率は移植時病期と CD34 陽性細胞数であった。

D．非腫瘍性疾患に対する非血縁者間臍帯血移植

再生不良性貧血とその類縁疾患では 14 例中 4 例生着し 2 例の生存。先天性免疫不全症では Wiskott-Aldrich 症候群（WAS）は 13 例中 11 例が生着生存中と良好であるが，その他の免疫不全症は 25 例中 15 例が生着し 5 例が生存中である。またムコ多糖症などの先天性代謝異常症は，22 例中 13 例が生着し 9 例が生存中である。このように非腫瘍性疾患では WAS を除き生着不全などの理由でその成績は芳しくない。

E．臍帯血移植と他の移植方法との成績比較

これまで HLA 一致同胞が得られなかった場合の移植法としては，非血縁者間臍帯血移植のほか，非血縁者間骨髄移植，HLA 不適合血縁者間移植がなされてきた。以下にこれまでの他の移植法による移植成績を示す。

1）非血縁者間骨髄移植との比較

これまで国内での小児急性白血病に対する非血縁者間における骨髄移植 468 例と臍帯血 241 例移植の比較（共に初回の移植を対象）では臍帯血移植に

おいて好中球数回復（≧500/μl）の遅延（24 日 vs 19 日，p＜0.01），血小板数の回復（≧5×10^4/μl）遅延（63 日 vs 33 日，p＜0.01），再発率の増加（44.6% vs 24.4%，p＜0.01），無病生存率の低下（38.0% vs 52.9%，p＜0.01）が確認されたが非再発死亡率は骨髄移植と同等であった（23.5% vs 29.9%，p＝0.94）[2]。

2）HLA 不一致血縁者間移植

最近血縁者間のマイクロキメリズムを利用して血清学的 HLA 不一致血縁者間移植が盛んに実施されている。成人においては，マイクロキメリズムの成立または不成立にかかわらず従来予想されていたよりも GVHD の程度は軽く生存率も比較的良好との報告が多い。しかし成人においては兄弟間，もしくは子母間移植がなされる場合が多く，母子間移植が中心の小児とは大きく事情が異なる。これまでの報告では NIMA（non-inherited maternal allele）相補的な子から母親への移植と比較して母から子への移植では急性 GVHD の重症度が高まると報告されており[4]，生存率には差がないものの今後のさらなる検討が必要と考えられる。

F．諸外国における小児に対する非血縁者間臍帯血移植

1）Duke 大学

1993 年，Kurtzberg によって世界で初めて非血縁者間臍帯血移植が始められた施設であり，現在でも単一施設としてはもっとも多数の症例数を有する。この施設の特徴は急性白血病および先天性代謝異常症に対する移植例が多いことで，前者に対する前処置は L-PAM＋TBI＋ATG で（2 歳未満はブスルファン＋L-PAM＋ATG）後者にはブスルファン＋サイクロフォスファミド＋ATG が用いられ，GVHD 予防は CsA＋ステロイドである。ことに先天性代謝異常症に対しては 100 例以上の実績があり生着率も良好で，神経症状の進行が早い乳児期での移植も積極的に行っている[3]。

2）EUROCORD

ヨーロッパからは Rocha が EUROCORD に登録された 165 人の小児 ALL（第 1，第 2 寛解期 100 人，進行期 65 人）の移植成績を報告した[5]。2 年無病生存率は CR1 40%，CR2 34%，進行期 29% であり，再発率は CR1 43%，CR2 35%，進行期 32% であった。移植後 100 日での移植関連合併症は 34% で，II 度以上の急性 GVHD は 38% に発症した。再発に関する危険因子は診断時の染色体異常，MTX の使用，診断から移植が 25 ヶ月未満，急性 GVHD がないこ

とであった。

G．小児における臍帯血移植の問題点

1）生着不全

生着不全は臍帯血移植でもっとも大きな問題点の1つであり，これまでも諸家の報告では10%以上の生着不全がみられ，ことに進行期の血液悪性腫瘍においてその頻度が高い。生着率の向上には移植有核細胞数，ことにCD34陽性細胞数の多い臍帯血の選択が重要であると考えられる。

2）再発

上記のように臍帯血移植での急性白血病に対する再発率は骨髄移植より高くそれが無病生存率の差となって表れている。HLA不適合度が高いほど再発率が低い傾向にあり，今後の臍帯血選択の1つの基準となりうる可能性がある。

3）ドナー選択

臍帯血を選択する際の基準として有核細胞数，CD34陽性細胞数，HLA適合度，血型，性別などがその考慮の対象となりうる。無病生存率に影響する因子として現時点では移植時の病期を除けば臍帯血側の因子はCD34陽性細胞数のみであり，他の因子の影響は少ないと考えられる。

4）移植前処置の選択

国内の小児において移植前処置はサイクロフォスファミド＋全身放射線照射，メルファラン＋全身放射線照射，ブスルファン＋サイクロフォスファミドの3種類に統合されつつあると考えられるが実際は非常にさまざまの因子が絡み合っており，前向きな研究が望ましいと思われる。さらには今後は小児科領域のおいても晩期障害の低減のためにRISTの検討も必要と考える。

5）GVHD予防法の選択

これも非常に重要な因子であるにもかかわらず深く検討されていない。単独より複数の薬剤を用いた方が無病生存率が高いとのデータもあり，今後も再検討の必要がある。なお現在国内ではMTX＋CsAとMTX＋FK506の無作為比較試験が進行中であり，今後の解析が待たれる。

文献

(1) 加藤剛二:小児に対する非血縁者間臍帯血移植, 第27回日本造血細胞移植学会シンポジウム, 岡山, 2004.12.17.

(2) 加藤剛二, 加藤俊一, 鎌田薫ほか:Comparison of unrelated cord blood transplantation and bone marrow transplantation for children with acute leukemia in Japan. The 8th Tokyo International Symposium on Cord Blood Transplantation, 東京, 2004.7.31.

(3) Kurtzberg J and Krivit W:Cord blood transplantation for lysozomal storage diseases demonstrates the potential of cord blood cells for future cellular therapies. Blood, 104, Suppl. 1, 979a, 2004.

(4) Ichinohe T, Uchiyama T, Shmazaki C, et al.:Feasibility of HLA-haploidentical hematopoietic stem cell transplantation between noninherited maternal antigen (NIMA)-mismatched family members linked with long-term fetomaternal microchimerism. Blood, 104, 3821-3828, 2004.

(5) Rocha V et al.:Risk factors for relapse after unrelated cord blood transplants in children with acute lymphoblastic leukemia. Eurocord analysis. Blood, 98:665a, 2001.

(加藤剛二)

第IV章 臍帯血移植とその成績

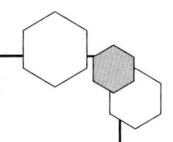

2. 成人臍帯血移植の適応と限界

　同種造血細胞移植（hematopoietic cell transplantation；HCT）は基本的にほかの治療法では治癒が困難な症例に対して行われるが，その適応判定の参考となるのはHCTとHCT以外の治療方法の成績の比較である．これは近代的骨髄移植（bone marrow transplantation；BMT）の普及から現在まで不変の事実であるが，移植方法の多様化と進歩，またHCT以外の治療法の進歩により，移植の適応は年代とともに変化してきた．

　HCTの成績は原疾患の種類と病態，宿主の年齢や身体状況といった宿主側の因子に加えて，移植細胞ソースと移植方法などの多くの因子に左右される．さらに，HCTを必要とする症例の逼迫した病状，ドナーの存在の有無，移植時期に影響するドナー側の種々の事情など，症例ごとの多くの不確定な要素が多く，HCTでは前方向比較試験の実施が容易ではない．たとえば2種類の移植片対宿主病（graft-versus-host disease；GVHD）の予防法を比較するといった形の前方向比較試験は比較的実施が容易であるが（あくまで比較的にではあるが），移植とその他の治療法との比較，あるいはBMTと末梢血幹細胞移植など，根本的に異なる移植の前方向比較試験の実施には多くの困難が伴う．そのためHCTの適応判定の多くは後方視的な同種移植の成績を根拠とせざるをえないのが現状である．

A．成人臍帯血移植の適応
1）概略

　成人臍帯血移植（cord blood transplantation；CBT）の適応判定には，まず原疾患が他の治療法では治癒困難であり，CBT により他の治療より良好な結果が望めるか否か，原疾患以外の病状が移植適応と考えられる状態であるか否かという，他の HCT と同様の基本的な検討が必要である。加えて，入手可能な移植細胞ソースのなかで臍帯血がもっとも妥当な選択であるのか否か，さらにどのような移植方法であれば適応となるのかなど，多くの点を検討する必要がある。しかし，比較的短い歴史と上述の理由から，これらの項目の判定の明確な根拠となる前方向比較試験は皆無といっても過言ではない。小児ではたとえば急性白血病において，CBT と血縁者間・非血縁者間（Unrelated；u-）移植との比較的大規模な後方視的比較の結果，CBT の適応が明確にされつつある。しかし成人においては後方視的な成績の比較検討さえきわめて限られており，その適応に関してコンセンサスを得るにはほど遠いのが現状である。

　成人 CBT の成績の詳細は次項に譲るが，本邦において成人 CBT の適応を検討する際に参考とされている報告につき概略を述べる。これまで成人 CBT に関しては New York 血液センター，EUROCORD，日本さい帯血バンクネットワーク（JCBBN）の 3 つの臍帯血バンクやそのネットワークからの大規模な報告と，限られた数ながら，単一移植施設からの移植成績の報告があるが，その成績には大きな差がある。両者に共通して挙げられている CBT の特徴としては，他の HCT と比較して造血回復が遅延すること，非血縁者間 HLA 不一致移植の条件下でも重症 GVHD が比較的低率であることがある。生着した臍帯血が宿主の骨髄で長期間安定した造血能を維持し続けること，また，その強弱はともかく一定の移植片対白血病効果（graft-versus-leukemia 効果；GVL 効果）が存在することも確実と考えられている。

　New York 血液センターや EUROCORD の報告では移植細胞数と移植成績の関連が強調されており，小児に比較して体重あたりの移植細胞数が少ない成人では生着不全や感染症を中心とした移植関連合併症による死亡（transplantation related mortality；TRM）が高率で，生存率は低率である。JCBBN の報告では生着不全や TRM は欧米の報告より低率であるが，移植有核細胞数と移植成績の関連性は同様とされている。これらの報告は多数の移植施設の異なる移植方法による成績の集合であり，移植の成績に大きな影響をおよぼす移植方法や移植時の病態に関する詳細は不明である。

一方，症例数は少ないながらスペインと本邦から単一移植施設の成人CBTの成績が報告されている。これらを各臍帯血バンクの報告と直接比較することにはあまり意味はないが，それでも生着不全，TRM，生存率など，多くの数値がバンクの報告より良好であるのは事実である。これらの報告の移植有核細胞数は，従来の成人CBTの報告の中では比較的多く，かつ分布の範囲が狭いが，その範囲の中では移植有核細胞数と移植成績の間に関連性を認めていないという共通点もある。

　現時点でも成人CBTは有力な治療選択肢の1つと考えられており，特に本邦では欧米に比較して成人CBTに積極的な施設が多く，たとえば，同種HCTの絶対適応の成人急性白血病症例で，血縁者，非血縁者ドナーが不在で，移植に適した臍帯血ユニットが存在する，といった場合には多くの移植医がCBTの適応と判断する状況となっている。しかし，HCTの適応そのものが微妙な症例でのCBTの適応の有無や移植時期の設定，あるいはHLA一致同胞不在の症例でのドナー選択順位といった点に関しては施設により対応が異なっている。この差は成績の大きく異なる報告のどれを適応判定の根拠にするかによるが，現時点ではどれが正しい選択であるかの判定は困難である。

2）疾患

　過去の報告での成人CBTの対象疾患のうち，圧倒的といってよいほど多数を占めるのは造血器腫瘍である。

　東京大学医科学研究所附属病院（医科研）から報告された成人造血器腫瘍に対するu-BMTとCBTの成績の比較では，従来の報告と異なり，CBTの方がむしろTRMが少なく，またステロイド治療を必要とするGVHDも低率であり，再発率には両群に差はなく，結果として無病生存率はCBTの方が良好であった。また，成人CBTの成績として，これまでに報告されているどの成績より良好であった。この報告を根拠とすれば血縁者ドナー不在の同種HCTの適応となる造血器腫瘍症例，言い換えればu-BMTの適応例はCBTの適応と考えられる。ただこの報告では，重症感染症合併例や抗HLA抗体陽性例はCBTの適応から除外されていること，また骨髄異形成症候群やそこから急性白血病へ進展した例では移植前に強力な多剤併用化学療法を実施せず，早期にCBTを実施し，それらの成績がきわめて良好なことが全体の成績向上の一因となっていることに注意が必要である。また医科研では高度に治療抵抗性のリンパ球性腫瘍はCBTのみならずほかのHCTでも適応から除外されていることにも留意する必要がある。

非腫瘍性血液疾患に対する成人のCBTの報告は限られている。小児CBTの報告では先天性免疫不全の成績はBMTと遜色なく，再生不良性貧血では生着不全をはじめとした高率のTRMにより，その成績は不良とされている。成人では再生不良性貧血に対するCBTについて評価できるだけのデータは蓄積されていないが，小児の成績を考慮すれば，現時点では積極的にCBTの適応とする根拠はない。しかし，CBTの適応を検討すべき成人再生不良性貧血例は今後も一定の割合で出現する。逆に小児の成績を参考に，確実な生着を目的とした十分な免疫抑制効果をもたらす前処置法と免疫抑制療法などの移植方法の工夫，さらに複数臍帯血同時移植などの方法を検討する必要がある。血液疾患以外の重症膠原病や固形腫瘍などに対するCBTの適応判定は，その症例が同種HCTの適応か否か，またCBTにより他のHCTと同等の効果が期待できるか否かの2点を検討する必要があるが，現時点では特に後者の問題を評価できるデータはない。また，固形腫瘍ではその症例の多くでreduced intensity stem cell transplantation（RIST）を検討する必要があり，CBTの適応を検討する場合，まず臍帯血によるRISTそのものの安全性，妥当性の検討から始める必要性がある。いずれにしてもこれら造血器腫瘍以外の疾患に対する成人CBTの成績の蓄積は不十分であり，適応に関する解答がえられるには今後まだ相当の時間を要すると考えられる。

3）疾患以外の適応基準

　宿主の年齢，主要臓器の障害や残存機能，あるいは活動性感染症の有無など，適応判定に必要な原疾患以外の評価項目はCBTと他のHCTで相違はない。しかし過去の成人CBTの報告，特に臍帯血バンクからの報告では生着不全や感染症死の危険性が高いとされており，適応判定基準は他のHCTと必ずしも同一ではない。

　多くの成人CBTの条件がHLA不一致非血縁者移植であるという背景もあり，特に生着不全に関しては特段の注意が必要である。まず，有核細胞数，HLA不一致度（特に拒絶方向の）などの移植臍帯血ユニットの選択基準，前処置や免疫抑制療法などの移植方法の選択を吟味することが必要であり，さらに抗HLA抗体陽性例では慎重に適応を判断する必要がある。

　CBTでは移植後の造血回復が遅く，末梢血幹細胞移植と比較すると無顆粒球症の期間は約2倍あり，その間の感染症管理は大きな課題である。しかし，感染症死が高率である欧米の成人CBTの報告では，その多くが好中球生着後のイベントであり，また感染症死の1/3はウィルス感染症であることから，臨床

的により問題となるのは，むしろ造血回復後の免疫機能の回復の遅延である。これは臍帯血そのものの特性，特にT cellの未熟性に起因する部分が大であるが，免疫抑制療法の関与も無視できない。CBTでは生着前にも後にも致命的感染症のリスクが高いことを考慮して慎重に移植適応を判定する必要があるのはもちろんのことであるが，それに加えて，過度の免疫抑制による感染症死のリスクの増大を考慮し，適切な免疫抑制療法を選択すべきである。

　CBTではGVHDに関して高リスクとされる，成人，非血縁者間，HLA不一致という条件でも，他のHCTに比較して重症GVHDが低率である。一方，同種HCTでは前処置毒性とGVHDのリスクのために，年齢の増加とともにTRMが増加し，実際，u-BMTの全国調査では40歳以上，50歳以上ではそれぞれ生存率が若年群より低率である。しかし，医科研の成人CBTの報告では移植成績と年齢に相関はなく，45歳以上，あるいは50歳以上（ただし54歳まで）の高齢者群でも若年者群と成績に差がない。両者の前処置関連毒性によるTRMの差は評価できないが，CBTで重症GVHDが低率であることが高齢者群の好成績の一因である可能性が高い。このことは比較的高齢のHCT適応症例では，u-BMTよりCBTを積極的に検討する価値があることを示唆する成績である。

4）移植細胞ソースと移植時期の選択

　入手可能な移植細胞ソースにより，換言すれば同種HCTで存在するドナーの種類によりHCTの適応そのものが変わりうるが，逆に同種HCT適応症例での移植細胞ソースの選択基準によりCBTの適応は変わってくる。

　同種HCTではHLA一致同胞が存在すればそれが第1選択となることに異論はなく，多くの施設ではHLA表現型一致血縁者ドナーも選択順位の高位に位置する。また実際には移植適応例の8割を占めるHLA一致血縁者ドナー不在の症例において，多くの施設ではHLA完全一致非血縁者ドナーないしはHLA1座不一致血縁者ドナーが次善の選択肢と規定され，CBTはDNAレベルでのHLA1抗原不一致非血縁者ドナー，国外のHLA一致非血縁者ドナー，HLA2座以上不一致血縁者ドナーなどのいわゆるalternative donorの1つとして，選択順位の下位に置かれている。これらのどれを選択すべきかに関しては施設による考え方の差があり，現時点ではその妥当性を示すエビデンスも存在しない。

　造血器腫瘍に対するHCTの生存率を左右するのはTRMと移植後の再発であり，移植の成績向上のためには，臓器障害，感染症，原疾患の病期などの多

くの観点から判断される至適な時期に遅滞なく移植を実施することが必要である。これら宿主の要因以外の理由により至適時期から遅れて移植を実施することは，不必要な化学療法の追加による TRM の危険を増加し，移植待機期間に再発をきたした場合には（実際にはこのような症例はけっしてまれではない）HCT の成功率はいちじるしく低下する。その意味では至適時期に遅滞なく移植が可能である CBT は造血器腫瘍に対する移植細胞ソースとして最適であり，たとえ HLA 一致の理想的な非血縁者間ドナーが存在しても，長期のコーディネート期間を待機するよりは早期に CBT を実施したほうが良い結果につながる可能性が高いと考えられる。症例の化学療法歴と身体状況，原疾患の病態を考慮し，早期に移植を実施するメリットが大であれば，移植時期を優先して臍帯血を選択することは妥当な選択である。さらに，CBT には移植直前の移植日の変更が容易であるという大きな利点もある。移植直前の新たな合併症の発症はまれではなく，その際，CBT ではドナー側の要因を考慮する必要なく移植日の延期が可能であり，また逆にドナーの準備期間を考慮せず，緊急に移植を実施することも可能である。

　過去の成人 CBT の多くが，より消極的な基準で選択され，至適時期を逸した移植の結果であると考えられるが，前述のような積極的選択基準による至適時期での移植，宿主側の要因のみを考慮した細かな移植日程の変更により，CBT の成績向上が期待される。

B．成人臍帯血移植の限界と今後の課題

　前述のごとく，報告により相違の大きい成人 CBT の成績のなかでも共通の認識として，CBT では生着不全が多く，生着までの時間が長い，移植後の重症感染症，特にウィルス感染症が多いなどの欠点が指摘されている。また，重症急性 GVHD 発生率は低いにしても，医科研からの報告で高率であった慢性 GVHD には十分な注意が必要である。いずれも移植の成績に直結する重大な問題であり，これらがこれまで成人 CBT の適応拡大を阻んでいる要因でもあり，現時点での CBT の限界そのものでもある。

　早期の TRM が高率で，それが移植有核細胞数に相関するという臍帯血バンクからの報告，また CBT では GVL 効果が不十分だというエビデンスのない認識に関しては，単一移植施設からの報告では否定的である。TRM や GVHD は移植細胞ソースだけではなく，前処置，免疫抑制療法などの移植方法と移植時

の病態に左右される部分が大きく，GVL効果に関してもまた然りである。TRMやGVL効果に対する公正な評価のためには統一された方法によるCBTの蓄積が必要である。またCBTにおけるGVHDは他のHCTとは異なる臨床的特徴を有しており，その評価や治療法が施設により大きく異なっている点も成人CBTのGVHDの評価や移植成績に影響している。CBTにおけるGVHDの診断基準と標準的治療法の確立はCBT後の免疫機能再構築の解明とともに残された重要な課題と考えられる。

C．まとめ

成人CBTに関してはいまだに十分なエビデンスが蓄積されておらず，その適応と限界はこれまでの報告のどれを根拠にするかにより，大きく異なってくるが，単一施設からの成人CBTの良好な成績の報告は，統一された移植方法で実施された成人CBTが安全，かつ有用であることを示唆している。また，次項で述べられる複数臍帯血同時移植，あるいは第IV章5で述べられるRISTなどの新しい試みにより，成人CBTの適応がさらに拡大する可能性も期待される。むろん，課題も多数残されており，特に適切な前処置法，GVHDの診断基準，予防法と治療法などの確立が急がれるところであり，そのためには大規模な臨床試験の実施が必要となる。適切な移植方法の確立により成人CBTの成績がさらに向上することに疑問はないが，至適時期での移植が可能であるというCBTの長所を考慮した積極的な選択により，CBTのみならずHCT全体の成績が向上することが期待される。

（井関　徹）

第Ⅳ章 臍帯血移植とその成績

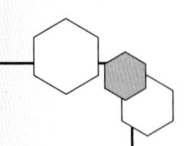

3．成人臍帯血移植の成績

　我が国の非血縁者間臍帯血移植の件数は急速に増加しており，2004年12月末現在2,100例に達している。年齢別にみると，当初は小児患者を中心に行われていたが，2002年には16歳以上の内科領域の成人移植例が小児を上回るようになり2003年以降は成人移植が75～80％を占めるようになってきた。成人移植例の急激な増加は，欧米諸国にはない日本に特徴的にみられる状況である。その理由として，①日本さい帯血バンクネットワークでは，臍帯血の提供に患者年齢の制限を設けていないこと，②骨髄非破壊的移植いわゆるミニ移植の普及の時期と合致し，臍帯血ミニ移植が行われだしたこと，③成人にも提供可能な細胞数を多く含む臍帯血が増加してきたこと，④現在のところ臍帯血は無償で提供されていること，⑤臍帯血移植では重症GVHDの発症頻度が低く，またGVHDのコントロールが容易であること，⑥小児科領域では，非血縁骨髄移植と臍帯血移植の比較試験で無病生存率に有意差がないとの成績が報告されていることなどによると考えられる。一方，この臍帯血移植の増加によっても非血縁者間骨髄移植数の減少はみられておらず，臍帯血移植によって従来では造血幹細胞移植の恩恵に浴することのできなかった移植適応患者がその機会を得たことになる。

　このような状況の中，成人臍帯血移植の成績を評価していくことはきわめて重要である。本稿では骨髄非破壊的前処置を用いた臍帯血移植は他稿に譲り，骨髄破壊的前処置を用いた成人臍帯血移植の国内外からの報告について述べる。

A．成人臍帯血移植の現状

1）欧米の報告を中心に

表1，2に今までに報告された多施設あるいは単施設からの骨髄破壊的前処置で行われた成人に対する臍帯血移植の成績を記した[1〜4]。多くがハイリスクの造血器悪性疾患に対して施行され，ほとんどすべての症例がHLA不一致移植で，2抗原以上の不一致移植が36〜82％を占めている。施設独自あるいは疾患により種々の前処置がなされているがGVHD予防は多くが2剤，シクロスポリン（CSA）＋ステロイドあるいはCSA＋メソトレキサート（MTX）で行われ，中央値で$1.5〜2.47×10^7$/kgの有核細胞数が移植されている。この4つの報告の背景はそれぞれに異なってはいるが，早期の死亡率が4〜14％にみられ，28あるいは42日以上生存した症例の好中球生着率は85〜100％であり，好中球が500/μl以上に達するのに中央値で22〜27日（範囲；12〜59日）を要している。血小板が20,000以上に回復した症例は33％〜81％であり，その回復に要した期間は中央値が48〜84日（範囲；30〜263日）であった。2度以上の急性GVHDの発症頻度は40〜70％であるが重症GVHDの発症頻度は7〜32％と，大部分の症例がHLA不一致移植であるにもかかわらず高くはない。慢性GVHDの発症頻度は32〜90％と大きな差がみられているが限局型慢性GVHDが多くを占めているという特徴がある。

観察期間が短いこともあるが，ハイリスク症例が多い割に再発率は高くない。移植関連死亡率，生存率に関しては東大医科研からの報告が他の報告に比べてきわめて良く1年の移植関連死亡が9％，2年無病生存率が74％である[4]。

これらの結果から，小児と同様，成人においても骨髄破壊的前処置を用いた臍帯血移植により造血の再構築が得られ，急性・慢性GVHDも耐えうるものであり，ハイリスク患者に対し10〜20数％の長期生存が得られること，若い成人患者ほど，CD34陽性細胞が多いほど成績が良好であること，移植後100日以内の早期死因として感染症や前処置関連毒性が多いことなどが明らかにされた。

2）日本さい帯血バンクネットワークの成績

日本さい帯血バンクネットワーク・データ管理委員会では，現在，全国の移植施設から登録された症例の移植成績の解析が精力的に行われている。その中に骨髄破壊的前処置で移植された成人悪性腫瘍例が361例（初回移植として臍帯血移植が施行されたもの329例）ある。Preliminaryなデータをここに紹介すると，年齢，体重の中央値はそれぞれ36歳（範囲；16〜60歳），55 kg（23.5〜

表 1 成人臍帯血移植

報告者/文献	症例数	年齢 (歳)	体重 (kg)	HLA 適合度	移植前処置	GVHD 予防法	移植有核細胞数 ($\times 10^7$/kg)	移植 CD34 陽性細胞数 ($\times 10^5$/kg)	コメント
Laughlin M[1]	68	31.4 (17.6〜58.1)	69.2 (40.9〜115)	4/6≧ : 48 (71%)	TBI を基本 : 51 例 BU を基本 : 14 例 その他 : 3 例	CSA/PSL CSA 単独	1.6 (0.6〜4.0)	1.2 (0.2〜16.7)	非悪性疾患 14 例, 造血器悪性腫瘍 54 例 うちハイリスク 50 例
Sanz G[2]	22	29 (18〜46)	69.5 (41〜85)	6/6 : 1 5/6 : 13 4/6 : 8 4/6≧ : 8 (36%)	TEPA/BU/CY/ATG : 21 例 TEPA/FLU/ATG : 1 例	CSA/PSL	1.71 (1.01〜4.96)	0.79 (0.27〜2.60)	ハイリスク 16 例
Long GD[3]	57	31 (18〜58)	70 (46〜110)	3/6 : 3 4/6 : 44 5/6 : 8 6/6 : 2 4/6≧ : 47 (82%)	TBI+LPAM+ATG : 29 例 BU+LPAM+ATG : 17 例 BU+CY+ATG : 2 例 TAI+CY+ATG : 1 例 TBI+CY+ATG : 8 例	CSA/PSL	1.50 (0.54〜2.78)	1.37 (0.02〜12.45)	1996 年以降, 非悪性疾患 2 例を含む, 性疾患 2 例を含み, ハイリスク造血器腫瘍
Takahashi S[4]	68	36 (16〜53)	55.1 (36.2〜76.2)	2/6 : 2 3/6 : 15 4/6 : 37 5/6 : 14 4/6≧ : 54 (79%)	TBI+AraC/G-CSF+CY : 49 例 TBI+CY : 12 例 TBI+α : 7 例	CSA/sMTX(65) CSA (3)	2.47 (1.1〜5.29)	記載なし	41 例がハイリスク症例

表 2 成人臍帯血移植の成績

報告者	症例数	早期死亡例数(%)	好中球生着率(>0.5×10^9/l) 到達日数	血小板生着率(>20×10^9/l) 到達日数	急性GVHD II-IV度 (III-IV度)	慢性GVHD 発症例/評価可能例	移植関連死	再発	生存率	予後因子
Laughlin M[1]	68	8 (12.5%)	55/60 (92%)* 27日 (13〜59)	30 (44%) 58日 (35〜142)	33/55 ; 60% (11/55 ; 20%)	12/33	32例が3ヶ月以内に死亡	4例 ; 1年以内の再発	26% ; 40ヶ月 (無イベント生存率)	CD34陽性細胞数 (無イベント生存率) 1.2×10^5/kg以上良好 p=0.05
Sanz G[2]	22	2 (9%)	20/20 (100%)** 22日 (13〜52)	12 (55%) 69日 (49〜153)	16/22 ; 73% (7/22 ; 32%)	9/10	43% (100日)	0%	53% ; 1年 (無病生存率)	年齢 (生存率) 73% (30歳以下) 27% (30歳以上)
Long GD[3]	57	8 (14%)	41/49 (85%)# 26日 (12〜55)	19 (33%) 84日 (35〜167)	17/41 ; 41% (8/41 ; 20%)	8/25	50% (100日)	記載なし	15% ; 3年 (無イベント生存率) 19% ; 3年 (粗生存率)	年齢 (生存率) CD34陽性細胞数 (血小板回復)
Takahashi S[4]	68	3 (4%)	60/65 (85%)## 22日 (16〜41)	55 (81%) 48日 (30〜263)*	30/60 ; 50% (4/60 ; 7%)	42/54	9% (1年)	16% (2年)	74% ; 2年 (無病生存率)	

* : 28日以内の早期死亡8例を除く 60例中5例が生着不全　** : 30日以内の早期死亡2例を除く 全例が生着
# : 42日以上生存した49例中41例に好中球生着　## : 28日以内の早期死亡3例を除く 65例中5例が生着不全

95 kg），HLA2抗原以上の不一致移植が65％あり，凍結保存時の有核細胞数，CD34陽性細胞数でそれぞれ2.51×10^7/kg（1.15〜6.0），0.82×10^5/kg（0.09〜9.07）の細胞が移植されている．28日以内の早期死亡が9％，移植後90日，180日における好中球（500/μl以上），血小板（50,000/μl以上）のKaplan-Meier法による予想回復率はそれぞれ90％，81％であり中央値23日（11〜48日），46日（27〜263日）で回復している．急性GVHD（2度以上）の発症率は43％（3度以上；14％），慢性GVHDは評価可能例212例中69例に発症した．移植後1年の移植関連死亡率は38％で，22％の無イベント生存率（3年）が得られている（標準リスク群；40％，ハイリスク群；15％）．

B．臍帯血移植と骨髄移植の比較

小児非血縁者間臍帯血移植と非血縁者間骨髄移植ではその成績に有意差はないと報告されている．成人については少数例の比較検討はあるものの，多数例での解析はみられなかった．しかし，2004年末に相次いで多数症例による比較成績の報告が米国と欧州からなされた[5,6]．EBMT（European Blood and Marrow Transplant Group）とEUROCORD, IBMTR（International Bone Marrow Transplant Registry）とNew York臍帯血バンクのNational Cord Blood Program（NCBP）との共同による登録症例に基づく研究であり，前後して単一施設における比較研究成績が我が国からも報告された[4]．

その結果の詳細は**表3**に記載した．それぞれの研究の患者背景は若干異なっており，欧米の研究では臍帯血移植例の年齢が若く，体重が軽い．また，進行期白血病症例，HLA不一致度の多い症例が多く含まれ移植有核細胞数は骨髄移植に比較して有意に少ない．一方，高橋らの研究では臍帯血移植例の方の年齢が高く，疾患対象に有意な相違があるものの移植病期は骨髄移植と臍帯血移植では差がない．

Rochaらによると[5]，急性白血病に対する成人臍帯血移植は，骨髄移植に比べて生着が遷延し，94％がHLA不一致移植であるにもかかわらず急性GVHDの発症頻度は低い．しかし，慢性GVHDや再発率，生存率に関しては両者の間に明らかな有意差はなく，したがって，HLA一致同胞が見い出せない急性白血病成人症例に対して，臍帯血はHLA一致非血縁者からの骨髄にかわる幹細胞源となりうると結論している．一方，Laughlinらは[6]，臍帯血移植と，HLA一致および1抗原不一致骨髄移植の成績を比較している．この研究によると，臍帯

表 3　成人に対する非血縁臍帯血移植と骨髄移植の比較成績

報告者	移植種類；症例数	好中球生着率 (>0.5×10^9/l) 到達日数	p値	血小板生着率 (>20×10^9/l) 到達日数	p値	2-4度急性GVHD発症例数	p値	慢性GVHD発症例数	p値	移植関連死亡率 (症例数)	p値	再発率 (症例数)	p値	無病生存率	p値	再発 or 死亡数	p値
Rocha V[5]	臍帯血移植：98	75%[#] 26日 (14〜80)	<0.001	not reported		25	0.02	18		44% (2年)	0.13	23% (2年)	0.71	AML 32% ALL 34% (2年)	AML 0.18 ALL 0.21		
	骨髄移植：584	89% 19日 (5〜72)				232		94		38% (2年)		23% (2年)		AML 42% ALL 33% (2年)			
Laughlin MJ[6]	(a) 臍帯血移植：150	中央値27日	<0.001	中央値60日	<0.001	61	(a) vs (c): ns (a) vs (b): 0.04	35/69	(a) vs (c): 0.02 (a) vs (b): ns	(95)	(b) vs (c): <0.001 (a) vs (c): <0.001 (a) vs (b): 0.96	(26)	(b) vs (c): 0.61 (a) vs (c): 0.16 (a) vs (b): 0.65	23% (3年)		121	(b) vs (c): 0.001
	(b) HLA1抗原不一致骨髄移植：83	20日		29日		43		17/43		(54)		(12)		19% (3年)		66	(a) vs (c): 0.001
	(c) HLA一致骨髄移植：367	18日		29日		176		86/243		(169)		(83)		33% (3年)		252	(a) vs (b): 0.69
Takahashi S[4]	臍帯血移植：68	92%* 22日 (16〜41)	p<0.01	90%** 40日 (13〜99)	p<0.01	30/60	0.05	42/54	0.21	9% (1年)	0.02	16% (2年)	ns	74% (2年)	0.01		
	骨髄移植：45	100%* 18日 (12〜33)		91%** 25日 (10〜172)		30/45		26/35		29% (1年)		25% (2年)		44% (2年)			

[#]60日および*42日における好中球数 0.5×10^9/l 以上の到達率　　**100日における血小板数 20×10^9/l 以上の到達率

血や HLA 1 抗原不一致骨髄移植では，移植後の造血回復が HLA 一致骨髄移植に比べて遷延するが，再発率は3群で差を認めない。Rocha らの報告と異なり，急性 GVHD の発症率に差を認めないが，慢性 GVHD は全身型が少ないもののその頻度は臍帯血移植で有意に高い。さらに，移植関連死および全死亡率は HLA 一致骨髄移植のほうが臍帯血移植に比べて有意に低く，したがって，臍帯血移植は HLA 一致ドナーが然るべき時間内に見い出せない場合に限って初めて考慮すべきであると結論している。

これらの2つの報告を詳細にみると，Rocha らの臍帯血移植例は1998年以降の症例であり Laughlin らの1996年以降の症例と年代に差がある。小児も含めて臍帯血移植では移植年代による成績の違い，すなわち，移植施設の経験が豊かになってきたこと，有核細胞数や HLA 適合度などがその成績を左右することが明らかになり[7]，よりよい臍帯血を選択するようになってきたこと（Rocha らの臍帯血移植群と比較して後者には HLA 2 抗原以上の不一致移植例が多く含まれている；77% vs 43%）などによる成績の向上がみられるのは事実であり，この違いが後者の臍帯血移植の成績を低下させている可能性がある。

他方，成人臍帯血移植に非常に熟達した東大医科研の単施設からの報告によると，臍帯血移植では生着が遅れるものの，急性 GVHD，移植関連死は有意に低く，高い生存率が得られている。

C．成人臍帯血移植の展望

単一施設から成人臍帯血移植の優れた報告がみられるものの，多施設共同研究や先述したさい帯血バンクネットワークによる解析からもわかるように満足できるような成績は得られておらず，多くの移植医が成人白血病患者に臍帯血を第1選択として考えることに躊躇している。全身状態の良い時期に移植を施行すれば前処置関連毒性や感染症による早期死亡が減少し成績の向上がみられることは予想されるが，やはり生着不全や生着遅延に伴う合併症による移植関連死亡率が高いことが大きな問題となっている。

より良い臍帯血を選択する，すなわち，現時点では有核細胞数，CD34 陽性細胞数を多く含み（有核細胞数；2×10^7/kg 以上，CD34 陽性細胞；1×10^5/kg 以上）かつ HLA 2 抗原不一致（A，B；low resolution typing，DRB1；high resolution typing）までの臍帯血の選択すること[7]が，重要である。また，近い将来臨床応用される臍帯血の一部の *ex vivo* 増幅が，よりマッチした十分量の有核細

胞数を含む臍帯血を容易に得られるようにするであろうし，現在，初期臨床第Ⅰ/Ⅱ相試験が終了し今後の展開が期待されている複数臍帯血同時移植も，これらの問題を克服するための解決の糸口を提供する可能性がある．最後にその複数臍帯血移植について述べる．

D．複数臍帯血移植

複数臍帯血移植に関してはいくつかの症例報告と，Minnesotaグループからの骨髄破壊的前処置を用いた23例の報告[8]がある．

JN Barkerらはハイリスク血液悪性疾患患者を対象に第Ⅰ/Ⅱ相臨床研究として，2つの臍帯血の同時移植を行い，好中球生着をprimary endpointとした安全性の評価を行った．移植前処置はおもにCY＋TBI＋ATG，GVHD予防はCSA＋MMFで行った．移植細胞数の中央値は総数で$3.5×10^7$/kg，28日以上生存した評価可能な21例全例に生着が得られ，中央値23日（15～41日）で好中球が500/μl以上に回復，移植後180日における血小板50,000/μl以上の累積到達頻度は71％であった．重症急性GVHDは13％にみられただけで，1年後の無病生存率が全体で57％，寛解期移植例で72％と良好で，2つの臍帯血同時移植は安全で有望な治療法であると結論している．

我が国においても複数臍帯血移植の安全性を確認するため，4施設（兵庫医大，東大医科研，大阪府立成人病センター，東海大）で複数臍帯血同時移植の臨床研究が行われた．登録された造血器悪性腫瘍11例の移植成績は，28日以内の早期死亡2例を除く全例に好中球，血小板生着がみられ，好中球数500/μl以上の到達日数は22日（16～32日），血小板数50,000/μl以上の到達日数は53日（32～98日），生着9例のうち1例が再発死亡したが，11例中8例が移植後215～609日（中央値；220日）で無病生存（1年生存率；72％）している．この初期臨床研究から，複数臍帯血移植の早期の安全性に関しては問題を認めず，一般に諸外国の多施設共同研究や我が国のさい帯血バンクネットワークから報告された多施設の成人単一臍帯血移植成績より高い生着率が得られ，重症GVHDの発症頻度も高くはなく，短期の観察期間ではあるが無病生存率に関しても良好な成績が得られている．Barkerらの報告同様その有用性が確認され，今後の展開が待たれるところである．

E．まとめ

成人臍帯血移植の成績について，欧米からの報告を中心に非血縁者間骨髄移植の成績と比較して述べた．また，2004年日本造血細胞移植学会で報告された日本さい帯血バンクネットワークのpreliminaryな解析結果，新しい展開が期待される複数臍帯血移植について合わせて述べた．

謝辞

日本さい帯血バンクネットワークおよび各地域臍帯血バンク，全国の移植施設，『複数臍帯血同時移植の臨床研究』への参加4施設の先生方に深謝致します．

文献

(1) Laughlin MJ, Barker J, Bambach B, et al.：Hematopoietic engraftment and survival in adult recipients of umbilical-cord blood from unrelated donors. N Engl J Med, 344；1815-1822, 2001.

(2) Sanz GF, Saavedra S, Planelles D, et al.：Standardized, unrelated donor cord blood transplantation in adults with hematologic malignancies. Blood, 15；2332-2338, 2001.

(3) Long GD, Laughlin M, Madan B, et al.：Unrelated cord blood transplantation in adult patients. Biol. Blood Marrow Transplantation, 9；772-780, 2003.

(4) Takahashi S, Iseki T, Ooi J, et al.：Single-institute comparative analysis of unrelated bone marrow transplantation and cord blood transplantation for adult patients with hematological malignancies. Blood, 104, 3813-3820, 2004.

(5) Rocha V, Labopin M, Sanz G, et al.：Transplants of umbilical-cord blood or bone marrow from unrelated donors in adults with acute leukemia. N Engl J Med, 351；2276-2285, 2004.

(6) Laughlin MJ, Eapen M, Rubinstein P, et al.：Outcomes after transplantation of cord blood or bone marrow from unrelated donors in adults with leukemia. N Engl J Med, 351；2265-2275, 2004.

(7) Gluckman E, Rocha V, Arcese W, et al.：Factors associated with outcomes of unrelated cord blood transplant：Guidelines for donor choice. Exp Hematol, 32；397-

407, 2004.
(8) Barker JN, Weisdorf DJ, DeFor TE, et al.：Transplantation of two partially HLA-matched umbilical cord blood units to enhance engraftment in adults with hematologic malignancy. Blood, 105；1343-1347, 2005.

〔甲斐俊朗，三澤眞人〕

第IV章 臍帯血移植とその成績

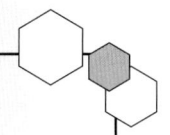

4．臍帯血移植と感染症

　さまざまな造血器悪性疾患や先天性疾患で治療のため造血細胞移植を必要とするが，血縁者や非血縁者にHLAの一致するドナーがいないときや非血縁に候補者がいても病状により早急な移植を必要とする場合，臍帯血移植は有力な治療手段として特に成人に対し急速に行われてきている。しかし造血回復が他の造血細胞移植に比べ遅延すること，さらに移植後の免疫回復が遅延することにより移植後早期（移植後50日以内）の感染症が多くみられ，臍帯血移植において一般にいわれる高い移植関連死（Transplantation related mortality；TRM）発症の1つの原因となっている。ここでは臍帯血移植後の感染症の特徴について述べる。

A．臍帯血移植後の好中球回復

　臍帯血移植では一般に小児においても成人においても他の造血細胞移植（SCT）に比べ造血回復の遅延が認められる。

1）小児臍帯血移植

　小児では臍帯血移植は血縁者間から非血縁者間に広がったが，好中球の回復までの日数は血縁者と非血縁者の間に差はないとされている。ところでRochaらの報告によれば，無作為比較試験で検討されたものではないがHLA一致血縁者間の造血幹細胞移植では好中球の回復までの日数（500/μl以上）は，中央値で臍帯血移植後26日，骨髄移植後18日であり臍帯血移植のほうが遅延する[1]。一般に移植細胞数の多いことが良好な予後因子であり造血回復との関連

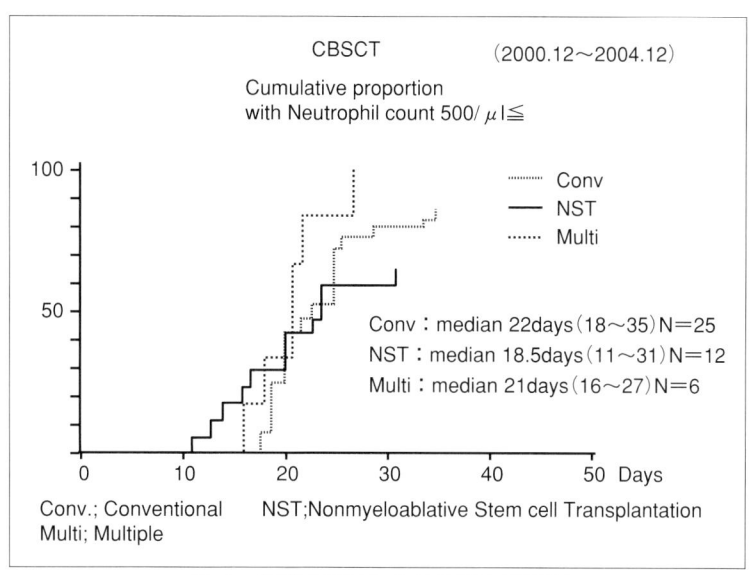

図1 臍帯血移植における好中球回復

が考えられる。十分な細胞数が移植された移植報告では臍帯血移植と骨髄移植で好中球回復には差がないとしている。

2）成人臍帯血移植

成人に対する臍帯血移植の施行は急速に増加している。特に本邦では臍帯血を用いた成人に対する骨髄非破壊的移植（NST）いわゆるミニ移植が多く行われている。好中球の回復に関して，NSTでは前処置の強さに差があり，造血抑制の程度が一様でない可能性はあるが，兵庫医科大学血液内科で2000年12月から2004年12月までに施行した成人に対する評価可能な臍帯血移植を，通常移植，NST，複数移植とで比べてみると，好中球回復までの日数はそれぞれ中央値22日，18.5日，21日とNSTで少し早い印象はあるが明らかな差がなかった（図1）。一方，同時期に施行した非血縁者間骨髄移植・血縁者間骨髄移植・末梢血幹細胞移植時の回復日数は中央値がそれぞれ15.5日，12日，12日（図2）であり，他からの報告と同様に臍帯血移植で遅延する。このことが移植早期の特に細菌感染に関係すると考えられる。

B．免疫能の回復（免疫系再構築）遅延

一般に造血細胞移植後のリンパ球，特にTリンパ球の産生能回復には時間を

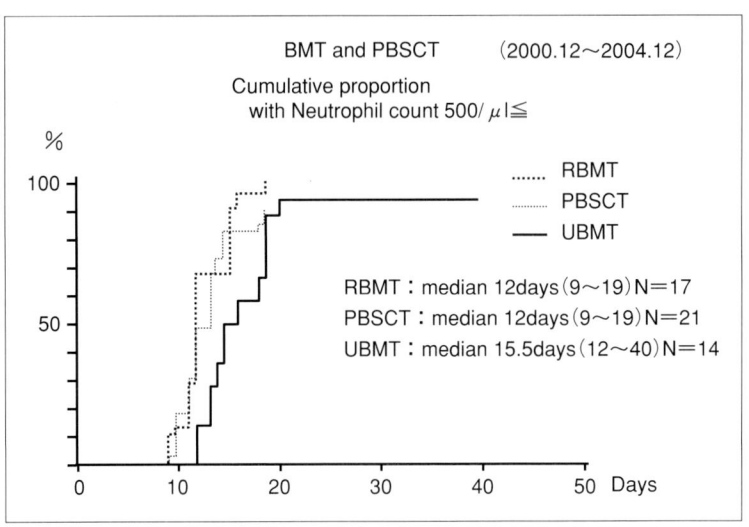

図2 臍帯血以外の造血移植における好中球回復
（兵庫医科大学血液内科）

要し，リンパ球機能の低下はヘルペスウイルス感染症や真菌・カリニ原虫感染症の増加をもたらす。臍帯血移植では他の幹細胞ソースと比較した場合，移植有核細胞数が少ないことが免疫系の再構築にさらに影響をおよぼしている。これは胸腺に入る前駆細胞数が少ないことにより胸腺再生の遅延や胸腺細胞産生の減少をもたらすからである。他方，臍帯血に含まれる免疫応答に関連する細胞の質的な相違も問題となる。

臍帯血細胞の特徴として①造血幹細胞の絶対数が少ない，②細胞周期に入っている細胞が多い，③細胞生産能が高い，そして④より未熟な細胞ではないかと考えられている。また樹状細胞は免疫活性，抗原提示能，IL-12産生能が低下しておりこれがウイルスや真菌に対する能力の低下をもたらし日和見感染症を増長させている。さらに臍帯血移植後に好中球回復が遅延するためG-CSFの投与を必要とするが，G-CSFが移植後の臍帯血樹状細胞からのIL-12産生を低下させTh1細胞の機能を弱めている。

T細胞に関しては①細胞数が少ない，②細胞の表現形から種々の感作を受けていない集団である，③活性化に対して抵抗性を持つ，④helper T細胞はTh1 cytokineの産生能が低下している，⑤IL-2やインターフェロンγの産生低下などがいわれている。これらのことから特に移植早期のウイルス感染症の危険性が増すと考えられる[2]。免疫反応の低下は胎盤を介しての母児間の免疫応答を低下させていると考えられる。臍帯血移植ではHLAの不一致があっても

GVHDの発症が少ないという利点に結びついているが，感染症にはマイナスに働くこととなる。臍帯血由来のリンパ球は感染微生物に対する免疫感作がなされていないため，骨髄移植や末梢血幹細胞移植などの他の移植でみられるドナーが得てきた免疫能の移入がないこともまた感染症に罹患しやすい原因となっている。

C．感染症の実際

今まで述べたように好中球回復の遅れ，リンパ球を中心とした免疫系再構築の遅れが他の造血細胞移植と比較して移植後早期感染症の増加に結びついている。ところで実際の報告において感染症の種類に関しては差がないというもの[3]や，細菌感染症ではグラム陰性桿菌が多いという報告，最近の血液疾患における感染症の傾向と同様グラム陽性球菌感染が多いという報告など施設により違いがみられる。

一般に現在成人に対する臍帯血移植は他の造血細胞移植に比べより病状の進行した造血器悪性腫瘍患者に行われている。また単一施設での報告が多く，患者背景にばらつきがみられることも報告に違いがみられる一因と考えられる。

当科の経験では細菌感染症に特徴はみられていない。移植で問題となるサイトメガロウイルス感染は重要であるが，小児ではドナーもレシピエントも罹患率が少なく，発生率は低い。一方生後6ヶ月過ぎから多くの小児が罹患するHHV6の再活性化は問題となる。成人でもHHV6の再活性化が問題となり，当科では2000年12月～2004年12月までに臍帯血移植を49例（54回）施行し，HHV6の再活性化によると考えられる脳炎を5例経験した。同時期に施行した他の移植56例での発症は1例のみであり臍帯血移植で多くみられた。特に，Minnesota大学のBarkerらに準じフルダラビン＋サイクロフォスファミド＋全身低容量放射線照射を前処置としNSTとして施行した臍帯血移植17例中4例にHHV6脳炎を経験した。1例は直接死因となったが，このHHV6脳炎の臨床症状はきわめて共通点が多く，移植後数日後から発熱がみられ，多くは頭痛を訴える。次いで近時記憶に障害がみられるようになり，その2～3日後に突然けいれんの大発作を起こす（**表1**）。MRIでは大脳海馬を中心とした辺縁系に所見がみられ（**図3**），髄液中のHHV6はPCR法にて陽性であった（**表2**）。当科では同種造血細胞移植に関して移植の種類に関わらずウイルス感染症対策として，移植1週間前からガンシクロビルを移植前日まで，移植日よりアシク

表 1 臨床症状

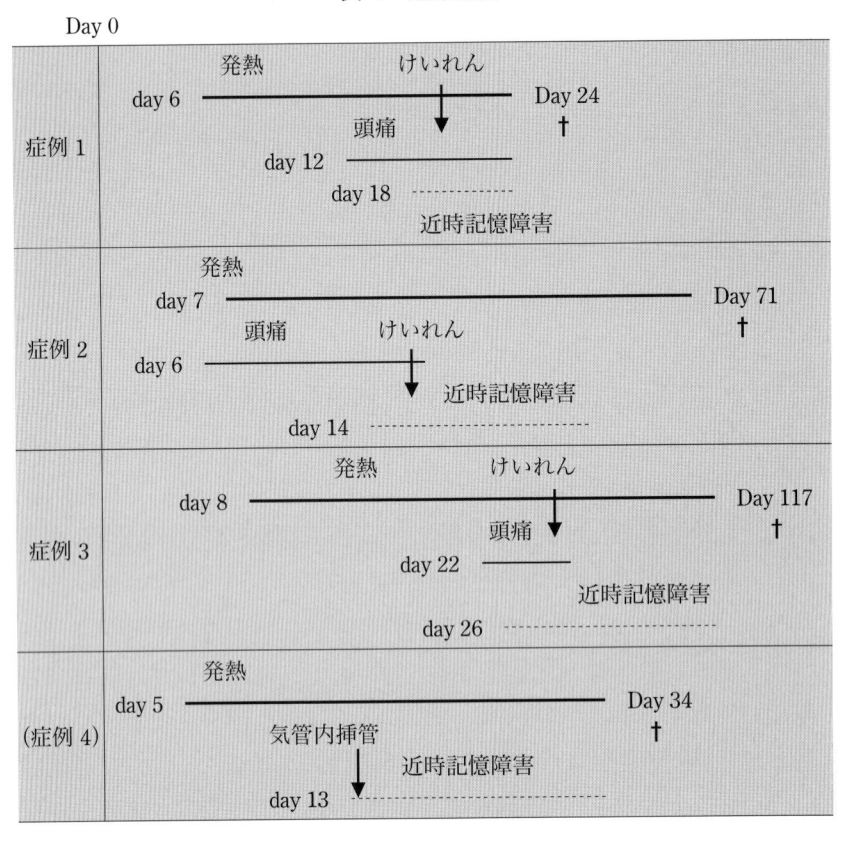

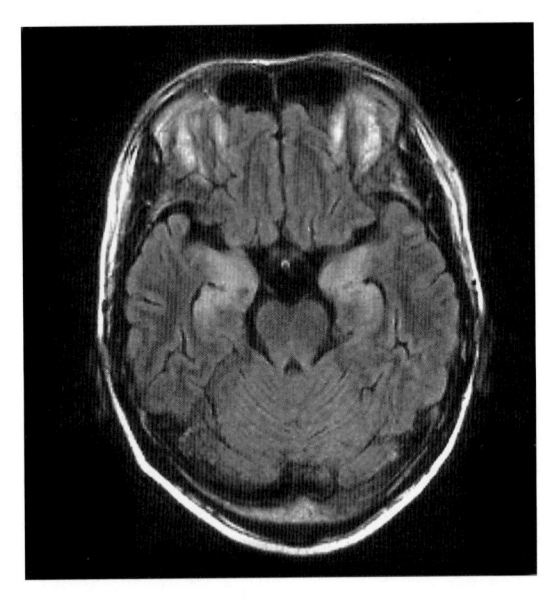

	Day 0		
症例1	day 6 発熱 —————けいれん————— Day 24 † 　　　　day 12 頭痛 ↓ 　　　　　　day 18 ------ 近時記憶障害		
症例2	day 7 発熱 ————————————————— Day 71 † day 6 頭痛 けいれん 　　　　　　　↓ 近時記憶障害 　　　　day 14 ------------		
症例3	day 8 発熱 —————けいれん————— Day 117 † 　　　　　day 22 頭痛 ↓ 　　　　　　　　　近時記憶障害 　　　　　　day 26 ------------		
(症例4)	day 5 発熱 ————————————— Day 34 † 　　　気管内挿管 　　　　　↓ 近時記憶障害 　　　day 13 ------------		

図 3 頭部 MRI
両側海馬に HIA を認める

表 2 髄液所見

症例	細胞数（/3μl）	蛋白（mg/dl）	HHV-6 DNA
1	NT	NT	＋*
2	22	60	＋
3	13	19	＋
(4)	NT	NT	＋
			(PB)

*症例は剖検時髄液所見

ロビルを2週間投与しているが移植早期のHHV6再活性化は十分に抑制できず，このような症状がみられたときには造血抑制というマイナス面があっても早期にガンシクロビルの投与や，腎障害に留意しつつホスカビルの投与が必要と考えている。真菌感染症に関しては，抗真菌剤による予防投与が行われカンジダ感染よりも浸襲性アスペルギルスに注意を要するが，これは一般の血液疾患と同様であり臍帯血移植で特に増加している印象はない。

NSTでは前処置による胸腺，レシピエントの樹状細胞・メモリーTリンパ球の障害が軽減され免疫回復が迅速で強固であるという報告があるが，実際の感染症に関しては不明な点は多い。はじめに述べたようにNSTの前処置は施設により治療強度が異なり，当科でおもに用いたフルダラビン $40 \text{ mg/m}^2 \times 5$ 日＋サイクロフォスファミド $50 \text{ mg/kg} \times 1$ 日＋放射線全身照射（3 Gy）の前処置では移植後末梢血好中球数は70％の症例で $100/\mu l$ 以下が数日間続く。この前処置では特に感染症が通常の臍帯血移植と比較して軽減している印象はなく，前処置は異なるが宮腰ら[4]も感染症は重要な問題であることを指摘している。その他移植後後期の感染症に関しては他の造血幹細胞移植と差がないという報告が多い。

D．今後の対策と問題点

今まで述べたように1つには移植後の好中球回復の遅れが問題である。小児では移植細胞数，移植CD34細胞数と造血回復には一定の関係がみられる。つまり細胞数がある程度以上多いものは造血回復が早い。成人に対しても現在造血回復促進に関する対策が考えられている。これらには造血幹細胞の体外増幅や複数臍帯血移植，ハプロ一致ドナーから得られるCD34陽性細胞との同時移植などがあげられ臨床面でも応用され始めている。我々が経験した6例の複数

臍帯血移植では好中球回復に有意な短縮はみられなかったが何らかの免疫学的状態の改善がみられるためか感染症に対して良好に経過した。このように造血回復・免疫系再構築の促進に対する努力と，予防投与を含め抗菌薬・抗真菌剤・抗ウイルス薬の適切な使用，ステロイド剤の適切な使用，ヘルペス属を中心とするウイルス感染症，特にHHV6感染症ではPCRなどを用いた遺伝子レベルでの監視などが重要である。一般に移植により移入されるドナーの免疫は感染防御に不十分とされるが，臍帯血移植ではさらにドナーとなる臍帯血細胞は微生物に対する免疫を獲得できていないため，今後，成人に対しても移植後免疫能の回復後に麻疹，風疹，ポリオ，ジフテリア，破傷風などのワクチンを行うべきと考えられる。

E．まとめ

臍帯血移植では感染症が治療成績に関与する重要な因子であり十分な注意を必要とする。

文献

(1) V Rocha, JE Wagner, KA Sobocinski et al.：Graft-versus-host disease in children who have received a cord blood or bone marrow transplant from an HLA-identical sibling. N Engl J Med, 342, p1846, 2000.

(2) NJ Chao, SG Emerson, KI Weinberg：Stem cell transplantation (Cord blood transplantation) Hematology, Am Soc Hematol Educ. Program p354, 2004.

(3) MJ Laughlin, M Eapen, P Rubinstein et al.：Outcomes after transplantation of cord blood or bone marrow from unrelated donors in adults with leukemia. N Engl J Med, 351, p2265, 2004.

(4) S Miyakoshi, K Yuji, Masahiro Kami et al.：Successful engraftment after reduced-intensity umbilical cord blood transplantation for adult patients with advanced hematological disease. Clin Cancer Res, 10, p3586, 2004.

〔三澤眞人〕

第IV章 臍帯血移植とその成績

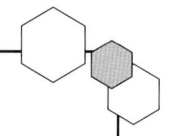

5. 臍帯血を用いた RIST の適用と限界

　臍帯血移植は，1988年に5歳のファンコニー貧血の成功例が報告されて以来，同種移植細胞源の1つとして確実に発展してきている。我が国においても，1994年に血縁者間臍帯血移植（東海大学），1997年に非血縁者間移植（神奈川臍帯血バンク）が行われ，1999年には日本さい帯血バンクネットワークも設立され，特にこの数年は移植数が急増している。なかでも成人領域における増加がめざましく，特に50歳以上の症例が全体の40％を占めるとされる。成人では，体重あたりの細胞数が確保しにくいため細胞数に限りがある臍帯血移植は不利とされてきたが，①HLA不適合に対しても寛容であること，②臍帯血の供給が迅速で緊急の移植に対応しやすいこと，③保存された臍帯血数が増加し，十分な有核細胞数をもった臍帯血が得られやすくなったことなどが移植数増加の要因としてあげられる。また治療成績においても，非血縁者間骨髄移植と対等もしくはそれ以上の成績が成人例において報告されたこと（東京大学医科学研究所）[1]，最近では虎の門病院を中心とした東京移植コンソーシアムにおいて高齢者や臓器障害をもつ症例にも移植を可能とする RIST（Reduced Intensity Stem Cell Transplantation）を用いた臍帯血ミニ移植の有効性が報告されたことも特に50歳以上の患者での移植数の増加に拍車をかけている[2]。

A. 臍帯血を用いた RIST の登場

　臍帯血移植では，骨髄破壊的前処置を用いる従来型移植においても血球回復の遅延や10〜20％の生着不全がみられ，加えて移植前処置が軽減された RIST

では同様に生着不全が問題となっており，この2つを組み合わせた臍帯血ミニ移植は実施困難と考えられていた．しかし，2001年にRizzieriらが2例の進行期血液疾患症例に対し，最初の臍帯血ミニ移植の成功例を報告し，Barkerらは43例という多数例での優れた成績を報告した．Barkerらの報告では，フルダラビン（Flu）＋ブスルファン（BU）8 mg/kg＋200cGyのTotal Body Irradiation（TBI）での前処置21例およびFlu＋サイクロフォスファミド（CY）50 mg/kg＋200cGy TBIの22例に対して，1-2座不適合の臍帯血を移植している．Flu＋Bu＋TBIの前処置での生着率は76％（中央値26日）で，Flu＋CY＋TBIの前処置では94％（中央値9.5日）であった．急性GVHDの発症は，grade II-IVで44％，gradeIII-IVは9％（2つの前処置間で有意差なし），1年生存率は39％であった．臍帯血ミニ移植でも確実な生着が得られ，重症の急性GVHDも少ないことが示された．ただし，全体に複数臍帯血移植を含んでいる点，Flu＋CY＋TBI群で混合キメラ・自己造血能回復群を含んでいる点が，生着に関する解釈に問題を残している．2004年には同じBarkerらが臍帯血ミニ移植の追加報告を行った．移植前治療はFlu＋CY＋TBIが選択され，13名が単一臍帯血移植，38名が複数臍帯血であった．生着は90％（中央値8日）で得られ，4名で自己造血回復を認めた．1年全生存率および無病生存率は57％および48％，180日での移植関連死亡率は11％であり，進行期例に対する移植であることを考慮すると高く評価できる成績と考えられる．

　国内では，宮腰ら[2]が，虎の門病院での30例の臍帯血ミニ移植の成績を報告している．年齢中央58.5歳（幅20〜70歳）とかなりの高齢層に行われ，30例中26例好中球生着が得られ（中央値17.5日），1年全生存率は33％と報告している．高齢層が対象となっていること，既に化学療法に不応となっている症例が25例含まれることを考慮すると高く評価できる成績と思われる．

　臍帯血ミニ移植の確立により，成人領域でも90〜95％の症例に十分な細胞数を含む臍帯血が提供できること，高年齢層や臓器障害をもった症例など過去に移植の対象となりえなかった症例にもRISTにより幅広く同種移植療法を提供できるため，過去に同種移植がかかえてきたHLAと年齢の壁を打ち破る可能性がある．また血液悪性腫瘍の発症率は高年齢になるほど高く（図1），またHLA一致血縁ドナーも年齢の高齢化に伴って得られにくい傾向にあり，臍帯血ミニ移植はこの世代を中心に急速に増加する可能性がある．

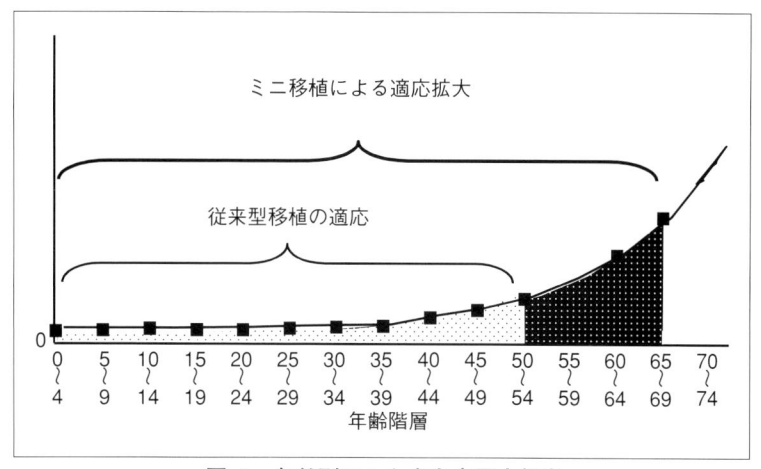

図1 年齢別にみた白血病発症頻度
厚生省統計情報部「人口動態統計」平成9年を参考にして改変

B. 臍帯血を用いたRISTの問題点

　臍帯血ミニ移植はまだまだ多くの解決すべき問題点を残している。第一に他の移植法に比べるとやはり生着不全，血球回復遅延が問題となっており，その結果，致命的感染症の併発など高い非再発早期死亡率に繋がっている。移植後100日までの非再発死亡率は24～48％ときわめて高く，その原因として細菌，真菌，ウイルスなどによる感染症が多くを占めている。好中球の生着率も62～87％と他の移植法に比べると明らかに低い生着率で，最近のCornettaらの報告（COBLT）でも，臍帯血移植自体あくまでも臨床研究の上で特別な施設でのみ行われるべきであると結論づけている。感染症以外でも，移植後早期の中枢神経障害（意識障害，けいれん），移植後早期の非感染性発熱（day 9 fever）[2]など臍帯血移植独特と思われる合併症も報告されており，その原因も明らかにされておらず今後の症例の集積が待たれる。

C. 臍帯血ミニ移植の成績

　成人における臍帯血ミニ移植の歴史はきわめて浅く，多くを論ずる段階にない。虎の門病院からの最近の報告では，2002年3月～2004年12月までに行われた131例の初回臍帯血ミニ移植の解析で全生存率は32.4％（95％ CI：22.4～42.4％）であったとしている。対象症例の年齢中央値55歳（17～79歳）とかなりの高齢層に行われていること，131例中103例が病期進行例であったこと

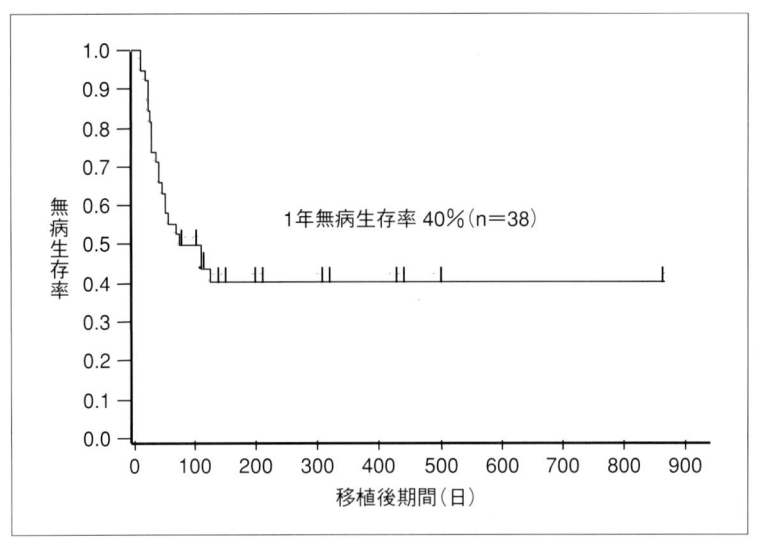

図2 非寛解状態の急性骨髄性白血病および骨髄異形成症候群に対する臍帯血ミニ移植

を考慮するときわめて良好な成績と考える[3]。病期別にみると化学療法に感受性をもつ症例28例では全生存率64%と他の移植成績と比べても遜色ない成績であった。疾患別では，非寛解の急性骨髄性白血病および骨髄異形成症候群38例の解析で1年無病生存率40%（図2），進行期悪性リンパ腫20症例で1年無病生存率50%という今後に期待できる成績(図3)[4]を報告している。ただし，成人T細胞性白血病に対しては，全体として23.9%と厳しい成績であった（図4)[5]。今後の症例の集積に期待したい。

D．まとめ

臍帯血ミニ移植は，腫瘍のコントロールがつかず長期間大量の化学療法を受けた症例や先行する移植後の再発例，非血縁者間骨髄移植後の拒絶例など緊急の移植を必要とする致命的状況にある症例を中心に行われている。2004年秋に日本さい帯血バンクネットワークから発表された全国調査結果では無病生存率4%という，いちじるしく低い成績であった。ドナーの負担がなく，緊急の移植にも対応できるという今までにない優れた特徴をもつがゆえに，十分な移植経験のない施設でも安易に臍帯血ミニ移植を行う傾向にあるとも聞く。成績については観察期間が短く，議論できる時期でないとしても，特にこの時期で

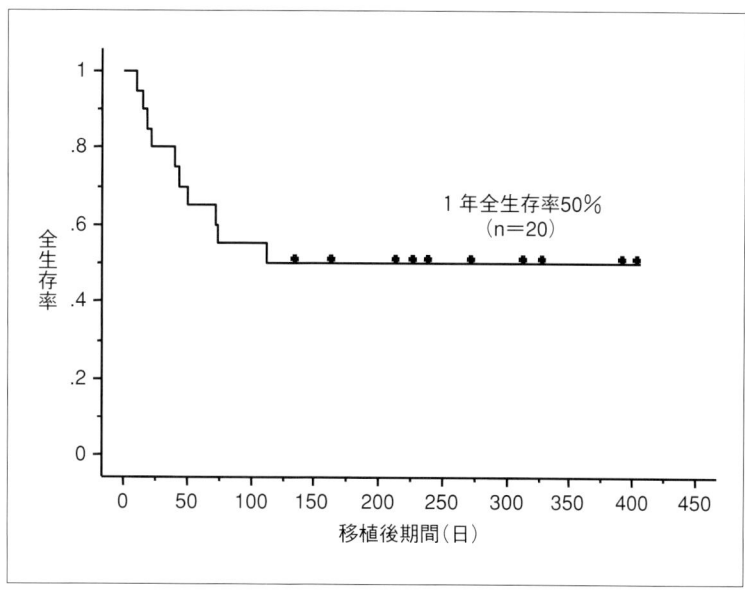

図3 悪性リンパ腫に対する臍帯血ミニ移植

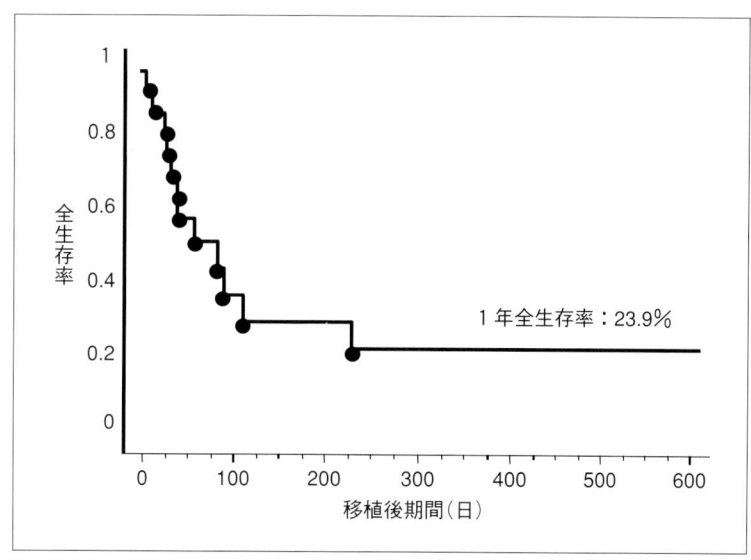

図4 ATLに対する臍帯血ミニ移植

あるからこそ，良くデザインされた前向きの臨床試験により臍帯血ミニ移植がかかえている多くの問題点をひとつずつ解決すべきであり，その上で1つの治療法として国民医療に提供されるべきであると考える。

参考文献

(1) Takahashi S, Iseki T, Ooi J, et al.：Single-institute comparative analysis of unrelated bone marrow transplantation and cord blood transplantation for adult patients with hematological malignancies. Blood, 104：3813-3820, 2004.

(2) Miyakoshi S, Yuji K, Kami M, et al.：Successful engraftment after reduced-intensity umbilical cord blood transplantation for adult patients with advanced hematological diseases. Clin Cancer Res, 10：3586-92, 2004：

(3) 和気敦 ほか：成人領域の血液疾患に対する臍帯血ミニ移植（RICBT）-総括．平成 16 年度厚生労働省科学研究費 高上洋一班・原田実根班・谷口修一班第 2 回班会議 平成 17 年 2 月 3-4 日福岡．

(4) Yuji K, Miyakoshi S, Kato D, et al.：Reduced-intensity unrelated cord blood transplantation for patients with advanced malignant lymphoma. Biol Bone Marrow Transpalnt, in press.

(5) 和気敦 ほか：成人 T 細胞白血病（ATL）に対する臍帯血ミニ移植（RICBT）-The Toranomon experience-平成 16 年度厚生労働省科学研究費 岡村純班第 2 回会議 平成 16 年 12 月 22 日福岡．

（谷口修一）

第IV章 臍帯血移植とその成績

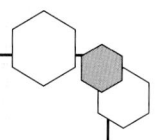

6. 臍帯血移植における看護

　1970年代の初めの頃，治癒を望むことは非常に厳しかった血液疾患も最近では造血幹細胞移植の普及により明るい希望をもつことができるようになった。移植のソースもさまざまあり，病状やドナーの問題により選択さえできるのである。移植看護に初めて携わった当初の状況に比べ，そのめざましい進歩に改めて驚いている。

　造血幹細胞移植看護のポイントははじめ無菌操作が第1番目に挙げられていた。しかし，感染管理の概念や移植医療技術（薬剤使用法や感染管理）の向上に伴い無菌管理の簡略化が進み，今や移植看護はその質の向上を目指すことに主眼を置いているといっても過言ではない。

　移植の種類はさまざまであるが看護はどの場合も同じである。強いて言うならばドナーがいるかいないか，しかもそれが血縁であるかそうでないかによって患者とドナーを結ぶ関わり方が少し違ってくる，ということであろうか。ドナーの問題が容易である臍帯血移植が最近は増えていてバンクドナーによる移植数と逆転しそうな勢いであるが看護はほとんど変わるところはない。

　造血幹細胞移植看護を臍帯血移植との若干の違いを加えながら述べてみたい。

A．移植看護は患者が診断を受けたその日から始まる

　患者が外来で血液疾患の診断を受け，しかも移植治療が選択肢として挙げられ，それを選択することになったときには，患者の精神的ショックを十分に受

け止めてサポートする。同時に入院・移植の準備についても説明を行う。もしこのとき外来看護にその環境がないようなら病棟との連携をとることも必要である。

口腔ケアについては外来通院中にチェックし，指導を開始することが望ましい。

そのポイントは，① 治療を必要とする虫歯の有無，② 歯周炎の有無，③ 適切なブラッシングの指導（歯科で受けていただく）などである。口腔ケアが移植治療に大きな影響をおよぼすことはいうまでもない。

B．入院から移植前まで

入院して移植日が決定すると，患者はスケジュールに乗せられてじっくり考える暇もなく流されていく思いを抱くことがある。患者の気持ちが置いてきぼりにならないように傾聴しながら関わっていくことが大事である。家族を交えたインフォームドコンセントの場を設定し共通の理解と認識がもてるようにサポートすることが必要である。特に臍帯血移植の場合は歴史がまだ浅いため，未知の部分があることも説明の中に加えられなければならない。

入院時オリエンテーションやアナムネーゼ聴取の場を利用して患者とのコミュニケーションを深め信頼関係を1日も早く築くことが大切である。患者の理解度や個別性に合わせた計画的な指導・教育が必要である。またサポーター（キーパーソン）は誰なのかを確認し，家族とのコミュニケーションを確立しておくことは患者の心に安定をもたらす要因になると考えられる。家族の不安気な表情を患者は読み取るものであるから，家族に十分な説明が行われるようにナースは医師への橋渡しをしなければならない。

C. 移植前の看護計画の実際

表 移植までのスケジュール（看護計画）

おもなイベント	内容	精神面のケア	身体面・環境面のケア
入院 -4週〜	・入院時オリエンテーション ・患者教育・指導 ・移植前チェック 　歯科, 眼科, 耳鼻科, 外科（肛門）等受診 ・CVカテ挿入 ・必要物品説明	・移植病棟適応への援助 ・病気, 病状の理解度を確認 ・移植の受け入れ度を確認 ・キーパーソン（サポーター）の確認 ・面会者・面会方法	・清潔保持の重要性を説明（口腔, 皮膚, 肛門） ・清潔保持の具体的方法説明（習慣化するまで見守る） ・内服についての説明 ・加熱食の説明
ドクター・ナースカンファランス	・移植のスケジュールや前処置が決定したらプランニングシートに従って問題点・対策を話し合う	・医療チーム内での一貫した対応 ・医師との情報の共有 ・統一すべき言動が必要であれば意思の統一を図る	・予測される看護上の問題点の対策を立てる
合同オリエンテーション（インフォームドコンセント）	・病名・病状・移植の方法・スケジュール・合併症・後遺症・リスクなどの説明と同意（患者, 家族, 医師, 看護師, 時にドナーも含む）。 ・患者・家族の移植に対する意思確認の場 ・同じ説明を同じ場で聞くことの意義 ・移植病室の説明と見学		・セルフケアの習熟度の確認
カウンセリング -3週頃	・心理士による面談 ・必要に応じてスタッフにフィードバック ・結果を参考にして看護計画に盛り込む ・プライバシーの保護には注意		・カリニ肺炎予防薬投与開始
-2週	・加熱食開始 ・腸内殺菌のための内服開始	・内服困難な状況下でも内服することの重要性を説明する	・摂取可能な食品について説明
全身放射線照射 -8〜9日	・12グレイの放射線を2日間, 4分割あるいは6分割にて照射する	・苦痛時の励まし, 声かけ ・テレビモニターで見守られていることを説明する	・一般状態の観察 ・副作用に対する十分な説明と素早い対応 ・副作用と対応 　①嘔気・嘔吐…制吐剤・鎮静剤 　②耳下腺部痛・発熱…冷罨法, 希望により解熱鎮痛剤 　③唾液分泌低下…含嗽
移植病室入室 -7日〜	・入浴後入室 ・必要物品の搬入と私物の整理 ・前処置（抗がん剤大量療法）	・白血球が増えるまで室外には出られないことを説明 ・医療者はいつでも入室できることを説明 ・異常時はすぐにコールするように指導 ・ケアが持続できるように励ます ・抗がん剤の確実な投与と異常の早期発見, 副作用への素早い対応	
移植当日　0日	・リラックスした状態で移植が受けられるように当日のスケジュールを進める		

※この表のモデルとなっている施設では移植病室入室後に抗がん剤の大量療法を行う

D．移植時の看護

1）臍帯血移植の実際

臍帯血は凍結保存された状態で届けられるが厳重な操作の下に解凍された細胞はただちに輸注される。輸注総量は約 25 ml で輸注に要する時間は 5〜10 分である。

輸注時（移植時）の看護は他の幹細胞移植と同様であるが凝縮された大量の細胞数が短時間で入るため一過性に血圧の上昇がみられることがある。それに伴って頭痛を訴える患者もまれにいる。

ポイント1．事前の十分な説明を行う…① 移植開始の時刻
② 移植前にできる処置は済ませておくこと
③ 移植中も特別な制限はないこと

ポイント2．観察項目………………① 血圧・脈拍（15〜30 分ごと）
② ECG モニター
③ 移植終了後の尿量および体重

ポイント3．その他…………………① 副作用の発現に注意（アナフィラキシー症状など）
② 移植中は患者の傍を離れずに見守り安心感を与えるようにする

E．移植後の看護の実際

移植病室入室中は移植前処置に伴う副作用や早期合併症のため心身の苦痛がもっとも激しい時期である。白血球回復までの日数は，臍帯血移植の場合は骨髄移植に比べるとやや長く3週間以上を要する。精神面では拘束間，孤独感，焦燥感などの心理的変化を察知した精神的援助に努め，身体的苦痛に対する不安の軽減を図らなければならない。清潔の保持と感染防止が最優先される。異常の早期発見はいつも傍らにいる者として看護がその役割を担うため，常にきめ細かい観察が必要とされる。苦痛に対しては鎮痛剤や鎮静剤を積極的に使用していくこともケアの継続のためには必要である。

家族の援助は大きな励みとなるので患者の希望に応じて面会者の配慮をすることも必要なときがある。患者，家族，医療者のチームが一体となって移植の

成功に向かって団結するときである。
1）身体面のケアのポイント
a）感染防止
　移植後は，抹消血には白血球がほとんど認められなくなり感染に対してはまったく無防備な状態が続く。好中球減少に起因する細菌性，真菌性の感染症にもっとも罹患しやすい時期となるため感染予防が非常に重要である。清潔保持のためのセルフケアが持続できるよう励ます。シャワーや清拭の機会を利用して口腔内，皮膚，CV カテーテル挿入部などの観察を行うが患者自身も異常について報告できるように入院時初期からの計画的な指導・教育が必要である。シャワーを毎日浴びることは清潔の保持と共に心身のリラックスに効果的であるため状態をみながらできるだけ勧めていく。
　また，全身的な苦痛により臥床がちな患者の場合はベッドをギャッジアップして深呼吸を時々促すだけでもよい。肺感染の予防に効果がある。
b）出血傾向に注意
　骨髄機能の抑制により血小板はわずか数千にまで低下する。適宜行われる輸血の管理や血液データーにも注意を払い，皮下出血・歯磨きや肛門ケア時の注意事項などを患者と共にチェックしていく。出血時にはスピーディーに適切な対応をすることが患者の不安感の軽減に繋がる。
c）栄養状態の管理
　前処置の副作用や口腔内の粘膜障害などにより食事摂取が困難になってくることが多いが，すぐに食止めにするのではなく口腔内や消化管の状況に応じたメニューの選択や食べられそうなものを準備して一口でも経口的に摂取できるよう励ましていく。しかし食事のことを考えることがストレスとなる場合はすみやかに中心静脈栄養に移行することも必要である。チームにおけるカンファランスはもちろん必要であるが看護が主導権をもってアセスメントしていきたい。
d）急性 GVHD の観察
　一般的には皮膚症状が先行することが多いので注意深く観察する。
e）リハビリへの援助
　比較的元気な患者であれば室内で，あるいはベッド上でできるリハビリを勧めることは大事である。できればナースまたはリハビリ専門士の付き添いの下に実施する。筋力の低下は移植病室退室後の転倒リスクを高くする。

2）精神面のケアのポイント

a）ベッドサイドで話し相手になる

できるだけ時間をとってベッドサイドで話し相手になることが大切である。食止め中であったり苦痛による臥床がちの場合は生活習慣が乱れ，あらゆることに関心がもてない状況になるが，この苦痛がいつまで続くのか，今自分はどんな状況におかれているのかなど患者の不安は尽きない。疑問に答えたり，外の様子を話すことなどにより不安感や社会との隔絶感を少しでも軽減し，安定した精神状態が維持できると考える。

b）気分転換になるものを勧める

気分転換のために趣味のものを持ち込むことは事前に打ち合わせておくのが良い。テレビは集中して見なくとも音が聞こえるだけでもよいという患者が多い。また，好きな音楽を聴いたり，読書をしたり，最近はインターネットを利用する患者も多い。

c）家族（またはサポーター）との関わりを大切にする

容貌に変化があったり苦痛様表情が強かったりすると面会を希望しない患者もいるが負担にならない範囲での面会を勧めることは大事である。事前に面会者についての情報を得ておくことも必要で，患者が一番励まされる人は誰であるのか把握しておく。また，家族へのケアも心がけなければならない。

F．白血球回復後から退院まで

移植した幹細胞が生着し，好中球数が $500/\mu l$ を超えると移植病室から退室してクラス 10,000 あるいは一般病室へ移る。GVHD の観察と共にリハビリテーションを進め退院の準備をする時期である。

1）身体面に関するケアのポイント

a）感染症の有無のチェック

- 間質性肺炎…乾性咳嗽をしていないか
- 出血性膀胱炎…頻尿，血尿，排尿時痛の有無
- 帯状疱疹…水泡の有無

b）GVHD の観察

- 皮膚の状態（発赤疹の有無・程度）
- 下痢の有無と程度（量・性状の確認，腹痛などの症状観察）
- 肝機能のチェック

- 眼の乾燥感
- 唾液分泌の低下

c）腎機能と水分出納のチェック
- 成人の大体の目安…経口摂取は1日1,000～1,200 ml以上（不可能時は補液）
- 体重の変動，浮腫の有無

2）**精神面，その他に関するケアのポイント**

a）個別性のある対応
- 体力，気力，食欲などの回復には個人差があることを念頭におく
- あせらないように指導し，頑張ることへのプレッシャーを与えないように注意
- QOLを考慮した個人指導

b）リハビリテーションの促進
- トイレ，シャワーなどの早期自立
- OT，PTなどとの連携，計画的なプログラム
- 外出，試験外泊の計画

c）退院時指導
- 内服薬の自己管理
- 家族を含めた指導
- 外出，試験外泊に備えカリニ肺炎予防処置開始（ST合剤内服またはベナンバックス吸入）

G．まとめ

　以上，造血幹細胞移植における看護の入院から退院までを臍帯血移植をメインに述べてきた。移植看護は守備範囲が広く，かかわりも実に深くて長い。患者の苦しみは退院後に始まるといってもよいほどに，さまざまな問題が退院後出現する。外来における継続看護はもとより，入院中からあらゆる領域の専門職種とチームを組んで患者・家族を支えていくことが大切である。場合によっては看護が医療のメインになることさえある。

　これらの日々の関わりを通しながら，常にナースは患者と共に歩む存在であることを発信し続けることが患者の頑張る力を触発すると信じている。

（尾上裕子）

第V章 臍帯血バンクの将来像

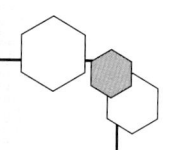

1. 臍帯血造血幹細胞の体外増幅と臨床応用

A. 臍帯血移植の現状と問題点

　我が国における臍帯血移植数も2,000例を突破し，造血細胞移植の細胞ソースとしてますます重要な地位を築いていると考えられる。また移植症例が集積されるにつれ，臍帯血移植の利点や問題点が明らかになってきた。

　造血器腫瘍に対する造血細胞移植の治療成績は，病型が関与することはいうまでもないが，病期によって大きく異なることが報告されている。第1寛解期での移植成績は移植細胞ソースに関わらず，第2寛解期以降あるいは，再発期の治療成績と比較して長期生存率は有意に高い。すなわち造血器腫瘍に対して最適な時期に造血細胞移植を行うことは，移植細胞ソースを選択する上でも重要なファクターである。ドナーとしてHLA適合同胞が存在しない場合，臍帯血移植はドナーコーディネートに時間を要さないため，最適な時期に移植を行えることが，最大の利点である。また急性GVHDの程度が軽く重症GVHDの頻度が低いこと，HLA1および2抗原不一致移植が可能であることなどから比較的容易にドナーが検索されることなども，利点の1つとして挙げられる。しかし，一方，臍帯血移植では保存されている細胞数の問題から体重の重い患者には適応とならない場合が多く，おもに30kg以下の小児患者が対象とされてきた。臍帯血移植実施のための技術指針によると，臍帯血移植に用いられる臍帯血は，原則として保存有核細胞数が患者体重（kg）あたり2×10^7個以上含むものとしており，まだまだすべての成人に対して適合臍帯血が得られる状態には至っていない。また，移植後の造血回復は一般的に遅く，生着不全は10〜20％にも達すると報告されている。特に血小板の生着が骨髄移植と比べ顕著に遅延

することが知られている。

　臍帯血移植後の血小板数の回復に，Rubinstein らは 50,000/μl 以上までに 16〜250 日（中央値 90 日），Gluckman らは 20,000/μl 以上までに 9〜180 日（中央値 56 日），50,000/μl 以上までに 1〜8 ヶ月（中央値 2.4 ヶ月），加藤らは 50,000/μl 以上までに 21〜96 日（中央値 46 日）を要したと報告している。また，Rubinstein らは多変量解析の結果，血小板数の回復は移植有核細胞数に相関し，移植有核細胞数の少ない患者ほど血小板数の回復が遅れる傾向にあると報告している。生着に関する因子として多変量解析の結果，Minnesota のグループは移植有核細胞数，移植 CD34 陽性細胞数が多いほど高い生着率が得られることを報告しており，我が国の成績においても移植有核細胞数よりも移植 CD34 陽性細胞数と相関があることが示された。CD34 陽性細胞が小児で 1.5×10^5/kg，成人で 0.8×10^5/kg 以上移植された場合には，有意に好中球が生着している。またイタリアのグループはコロニー形成細胞（CFC）が 5.0×10^5/kg 以上移植された場合，生着が良好としている。

　いずれにしても臍帯血に含まれる総細胞数よりもより造血前駆細胞の指標となる CD34 陽性細胞や CFC が重要であり，これら造血前駆細胞をなるべく多く移植することが移植成績を改善させる鍵と考えられる。さらに生存率に関しては，Wagner らは CD34 陽性細胞数が 1.7×10^5/kg，Laughlin らは 1.2×10^5/kg 以上を移植した場合，それ以下を移植した群と比較して有意に生存率が高いと報告している[1,2]。血液悪性腫瘍性疾患に対する再発率を含めた検討はまだまだ十分な見解が得られていないが，十分な細胞数が確保され適切な時期に移植すれば非常に良好な成績が得られており，期待される治療である。

　しかし我が国の成人の high risk 白血病に対する臍帯血移植の成績では，1,000 日無病生存率は約 20％にとどまり，まだまだ標準的治療とは言えないのが現状であり，成績を改善すべく努力しなければならない。生着や生存率と深く関わりをもつ，より未分化な造血前駆細胞をより多く移植する手段として造血幹細胞/前駆細胞を *ex vivo* で増幅して輸注する方法は期待される治療である。

B．造血幹細胞の同定と測定法

　造血幹細胞とは，自己複製能とすべての血球に分化できる多分化能を持ち合わせた細胞である。造血幹細胞はごく少量しか存在しないことに加え，細胞周

期はほとんどが G0 期に属することが知られている。この細胞を同定することは、これらの理由から非常に困難であった。成体マウスでは、表面抗原の解析から、CD34$^{low/-}$c-Kit$^+$Sca-1$^+$Lin$^-$ の分画にある細胞1個から骨髄を再構築できることが証明されたが、臍帯血に相当する新生児マウスの造血幹細胞はすべて CD34 抗原を強発現しており、造血幹細胞上の CD34 抗原は陽性から陰性に年齢とともに変化し、その変化は造血幹細胞自身に内蔵する time clock により規定されていることが明らかとなった。

ヒトにおいては、いまだ造血幹細胞の表面抗原からの同定は解明されていない。しかし、少なくとも CD34 純化移植による臨床研究の成果などから、CD34 陽性細胞分画にも長期造血構築能を持った幹細胞が存在すると考えられる。

造血幹細胞を測定するための代用アッセイ法として、長年、半固形培地中でコロニーを形成させ、顕微鏡下で直接形態を観察するコロニーアッセイ法が用いられてきた。しかし、コロニー形成能は造血前駆細胞の強い増殖能力や多能性をみるのには適しているが未分化であるとされている CFU-Mix（Mix colony-forming units；混合コロニー形成細胞）や CFU-blast（Blast colony-forming units；芽球コロニー形成細胞）も造血幹細胞そのものではなく、そのほとんどが造血前駆細胞であることが明らかにされている。同様に骨髄の初代培養ストローマ細胞と共培養して数ヶ月維持できることが可能な細胞を測定することにより、造血幹細胞の活性を評価する LCT-IC（long term culture-initiating cell）アッセイも行われているが、造血幹細胞そのものを測定しているのかはいまだ不明である。現在、造血幹細胞の測定系の中でもっとも優れた系は、実験動物を用いた移植系で、長期骨髄再建能をみる方法である。ヒトの場合、当然異種移植による評価を行わなければならないため、ヒツジ胎仔や免疫不全マウスへの移植が行われてきた。しかし、これらの系においては手技が煩雑であったり、生着率が低いといった問題点があった。1995年 Shultz らは、SCID マウス（sever combined immunodeficiant disease mouse）に糖尿病モデルである NOD マウス（Nonobese diabetic mouse）をかけあわせた NOD/SCID マウスにヒト造血幹細胞が高率に生着し、長期にわたりヒト血球が産生されることを見い出した。このマウスは成熟リンパ球が欠如しているほか、マクロファージ、補体、NK 活性が低下しており、抗 asialo-GM1 抗体の前処置のみで安定したヒト細胞の生着が得られる。この系においてヒト造血再構築を果たすことができる細胞を SRC（SCID repopulating cell）とよび、現時点でもっとも造血幹細胞に近い細胞と考えられている。複数の細胞を複数のマウスに移植し、各細胞群の生着

率を検討し，非生着マウスの割合をプロットした直線からどれくらいの移植有核細胞中に1個のSRCが存在したか測定する限界希釈法により，ex vivo増幅した造血幹細胞の造血再構築能を比較することが可能になった。さらに最近ではこのNOD/SCIDマウスにIL-2，IL-4，IL-7，IL-9，IL-15，IL-21など免疫系細胞に発現するサイトカインレセプターの共通鎖であるcommon γ鎖をノックアウトしたマウスを交配したNOD/SCID/γ^{null}マウスが開発された。このマウスはNK細胞活性も完全に消失しており，より少量の造血幹細胞からのヒト血球を生着させ，さらに従来の免疫不全マウスでは観察することができなかったT細胞系の再構築も観察できるようになってきた[3]。

C．造血幹/造血前駆細胞の ex vivo 増幅

造血幹細胞を実験的に体外増幅する方法としては造血性サイトカインの添加する方法，骨髄微少環境をつくる支持細胞と共培養する方法，および遺伝子や自己複製蛋白などを導入する方法が行われている。

このうちもっとも古くから研究が行われているのは，造血幹細胞や造血前駆細胞に作用するサイトカインを組み合わせて体外で増幅する方法で多くの研究者により行われている。まだ基礎研究レベルではあるが，SCF（Stem cell factor），FL（Flk-2/Flt-3 ligand），IL-1，IL-3，IL-6，IL-11，M-CSF（Macrophage-colony stimulating factor），GM-CSF（Granulocyte/Macropharge colony stimulating factor），PIXY321（IL-3/GM-CSF融合蛋白）EPO（Erythropoietin），TPO（Thrombopoietine）などのサイトカインを組み合わせることにより，造血前駆細胞を増幅することに成功している（表1）。しかし，サイトカインによる造血幹細胞の増幅は大多数の細胞が自己複製能を高めるより分化に進んでしまうことが知られており，SRCまで増幅した報告は少ない。またこのような培養系では造血前駆細胞の分化に伴い，添加するサイトカインだけではなく，単球などの分化した血液細胞が産生する分化型サイトカインの影響が出てきて，血球はさらに分化の方向に進んでしまうという問題点も指摘されている。

骨髄は造血細胞と血管系細胞や造血を支持する間質細胞より構成される。この造血を支持する間質細胞の総称を骨髄ストローマ細胞とよび，造血微小環境をつくっているとされている。Dexter培養によりLTC-ICが維持できることからストローマ細胞を導入し，サイトカインを組み合わせた造血幹/前駆細胞のex vivo増幅が行われてきた。ストローマ細胞が造血幹細胞を増幅する機序とし

表 1 サイトカインを用いた臍帯血造血幹細胞/前駆細胞の ex vivo 増幅

サイトカインの組み合わせ	造血前駆細胞の増幅効果	Reference
G-CSF, Epo, IL-3, SCF	CFC＞20 倍	Blood 79：2829, 1992
GM-CSF, Epo, IL-3, SCF	CFC＞20 倍	PNAS 89：4109, 1992
CF, IL-3, IL-6, Epo, G-CSF, M-CSF	CFU-GM, BFU-E＞70 倍	Blood 81：3252, 1993
SCF, IL-1, IL-3, PIXY 321	LTC-IC；15〜20 倍	Blood cells 20；468, 1994
PIXY 321, FL, SCF	CFU-GM＞20 倍	Exp Hematol 23：1121, 1995
FL, TPO	LTC-IC＞200,000 倍	Blood 89：2644, 1997
SCF, IL-3, IL-6, TPO, FL	LTC-IC；1〜6 倍	Blood 90：365, 1997
SCF, IL-3, IL-11, TPO	CFU-GM；200 倍, CFU-Mix；50 倍	Leukemia 11：524, 1997
SCF, IL-3, FL, G-CSF	SRC；2〜4 倍	J Exp Med 186：619, 1997
SCF, IL-3, IL-6, FL, G-CSF	LTC-IC；4 倍, SRC；2 倍	PNAS 94：9836, 1997
SCF, IL-6, TPO, FL	LTC-IC；280 倍	Blood 93：3736, 1999
SCF, FL, TPO, G-CSF	LTC-IC；47 倍	Exp Hematol 28：1470, 2000
SCF, FL, TPO, IL-6/sIL-6R	SRC；4.2 倍	J Clin Invest 105：1013, 2000
SCF, TPO, FL	CAFC；18〜60 倍	Exp Hematol 29：174, 2001

ては，ストローマ細胞の産生するサイトカインによるもの，ストローマ細胞の直接接触作用による Notch-Notch ligand やα4 インテグリン-VCAM-1 を介する増殖シグナルを伝達する系，またコラーゲン，フイブロネクチンなどの細胞外マトリックスによる増殖刺激作用などが考えられている。Bennaceur らはマウスストローマ細胞である MS 5 上で SCF，TPO，FL，IL-3，IL-6，GM-CSF を用いた増幅系ではストローマ細胞の役割としてサイトカインにより成熟に向かう細胞の分化を抑制し，未分化性を維持できる報告している。一方，同種のストローマ細胞を用いた場合には逆にストローマ細胞より産生されるサイトカインにより分化が促進されてしまうとの報告も多く，CD34 陽性細胞や LTC-IC が増幅されてはいるものの，SRC が増幅されている報告は少ない。このため，異種動物によるストローマ細胞を用いてヒト造血幹/前駆細胞を増幅する試みがなされている。Brandt らはブタの微少血管内皮細胞から樹立した支持細胞を利用して，ヒト骨髄 CD34 陽性細胞を IL-3, IL-6, GM-CSF, SCF の存在下で 2 週間増幅し，SCID マウスに移植し，長期にわたりヒト造血再構築能を維持することを報告した。さらに安藤らはマウスストローマ株である HESS-5 を用い，TPO, FL, SCF を添加してヒト臍帯血中に含まれる SRC を 10 倍にまで増幅したと報告し，異種ストローマ細胞での増幅系を確立した。彼らはこの方

法を無血清培養と異種動物細胞である HESS-5 細胞が混入することを避ける目的で膜分離培養系を開発し，転移性乳癌に合併した骨髄異形成症候群患者に対して移植細胞の 25％を増幅して臍帯血移植を行った。しかし，骨髄染色体検査においては，ドナー造血を確認できたものの末梢血の生着が確認される前に感染症，脳出血にて移植後 50 日目に死亡し，生着に関する正確な評価はできなかったと報告している[4]。

また造血幹細胞の自己複製に関する転写因子などの内因子操作，あるいは胎生期の器官形成期に働く遺伝子や蛋白を用いて造血幹細胞を増幅する試みがなされている。Hox 遺伝子群は器官の形態形成に関与する転写因子であるが，Antnchuk らは HOXB4 を造血幹細胞にレトロウイルスを用いて導入し，過剰発現させることによって 1 週間で造血幹細胞を約 1,000 倍に増幅したと報告している。Wnt 遺伝子ファミリーははじめ，がん遺伝子として同定されたが，器官形成に関与していることが明らかになってきている。Willert K らは Wnt 3a およびそのシグナル伝達に関与する分子群が造血幹細胞の自己複製に重要な分子であることを報告した。ただまだヒトの系においては，造血幹細胞を自己複製させたという報告はない。Notch はもともとショウジョウバエの変異体より発見された遺伝子で腹側外胚葉の分化を制御する。しかしその後，神経系への分化制御だけではなく，多様な細胞の分化に関わっていることがわかってきた。血液細胞においても T 細胞系の分化や骨髄系細胞の分化に関与いしていることが報告され，造血幹細胞にも Notch-1, Notch-2 が発現している。Kananu FL らは，Nocth のリガンドである Jagged-1, Delta-1 を用いて SRC を増幅することに成功した。また BMP-4 は発生初期過程で器官形成，中胚葉誘導に関与しており，造血幹細胞への分化の方向付けを行う作用が報告されている。Bhatia M らは臍帯血の Lin−，CD34＋，CD38−細胞に対して長期に SRC を有する細胞が維持できることを示し，未分化性を維持したまま造血幹細胞の生存に関与していることを報告した。

D．SCF＋TPO＋FL＋sIL-6R/IL-6 による臍帯血 CD34 陽性細胞の増幅

ヒト造血幹細胞上に発現するサイトカイン受容体を解析し，そのリガンドであるサイトカインを用いて受容体からのシグナル伝達物質を刺激することにより造血幹細胞の増殖を図ることは，現時点ではもっとも理論的な *ex vivo* 増幅法

であると考えられる。c-Kit は SCF の受容体であり，ヒト造血幹細胞や未分化な造血前駆細胞上に弱く発現されていることが報告されている。Stem cell factor（SCF）はこれを介して造血細胞の増殖分化を制御している。Flk2/Flt3 もチロシンキナーゼ型受容体であるが，Flk2/Flt3 陽性細胞が NOD/SCID マウスでの骨髄再構築を示すことから本受容体はヒト造血幹細胞上に発現していると考えられる。したがって，そのリガンドである FL は造血幹細胞の自己複製に強く関わると考えられており，最近 *ex vivo* 増幅の系でよく用いられる。同様な方法で Mpl も巨核球系前駆細胞のほかに未分化な造血幹細胞や造血前駆細胞にも発現していることが明らかになった。そのリガンドであるトロンボポイエチン（TPO）は巨核球・血小板系だけでなく，単独でも造血前駆細胞や LTC-IC を増殖させることが明らかになった。IL-6 受容体システムは IL-6 と結合する IL-6R とシグナル伝達を担う gp130 から構成されている。ヒト臍帯血 CD34 陽性細胞において，gp-130 はほぼすべての細胞で発現しているが，IL-6R は強発現する分画と発現していない分画とにわかれた。そして CD34 陽性細胞のうち，gp130 陽性，IL-6R 陰性の分画が，コロニー形成能や LTC-IC によるアッセイで多くのコロニーを形成し，より未分化な分画であることが明らかになった。IL-6 は IR-6R と低親和性に結合した後，IL-6/IL-6R 複合体を形成して，gp130 と会合し，細胞内にシグナルを伝達することができる。未分化な造血幹細胞にはこの IL-6R は発現していないため，直接的に細胞に作用することはできない。しかし，細胞上に発現している gp130 は膜結合型の IL-6R だけではなく，IL-6 を結合した可溶型の IL-6 受容体（sIL-6R）とも会合し，シグナルを伝達することが明らかにされている（図 2）。著者らは可溶性の IL-6R と IL-6 の fusion protein により，造血幹細胞上にある gp-130 を活性化させ，自己複製に有効なシグナルを与えるシステムを用いている。

　実際にこのシステムを用いて臍帯血より CD34 陽性細胞を分離し，SCF, FL, TPO, IL-6/sIL-6R を用い 1 週間培養し，*ex vivo* 増幅を行った。増幅した臍帯血と培養しない臍帯血を NOD/SCID マウスに移植し，3 ヶ月以上経過したときのマウス骨髄におけるヒト細胞の割合をフローサイトメーターで解析した。その結果，増幅した臍帯血を移植したマウスの方が同数の培養しない CD34 陽性細胞を移植したマウスに比べ，ヒト細胞の造血再構築能は明らかに高かった。また増幅した細胞を輸注したマウスの末梢血からはヒトの好中球，単球，血小板，B リンパ球，赤血球が検出され，さらには骨髄中の CD34 陽性細胞も，増幅しないで移植したマウスよりもはるかに数多く認められた。このことは *ex*

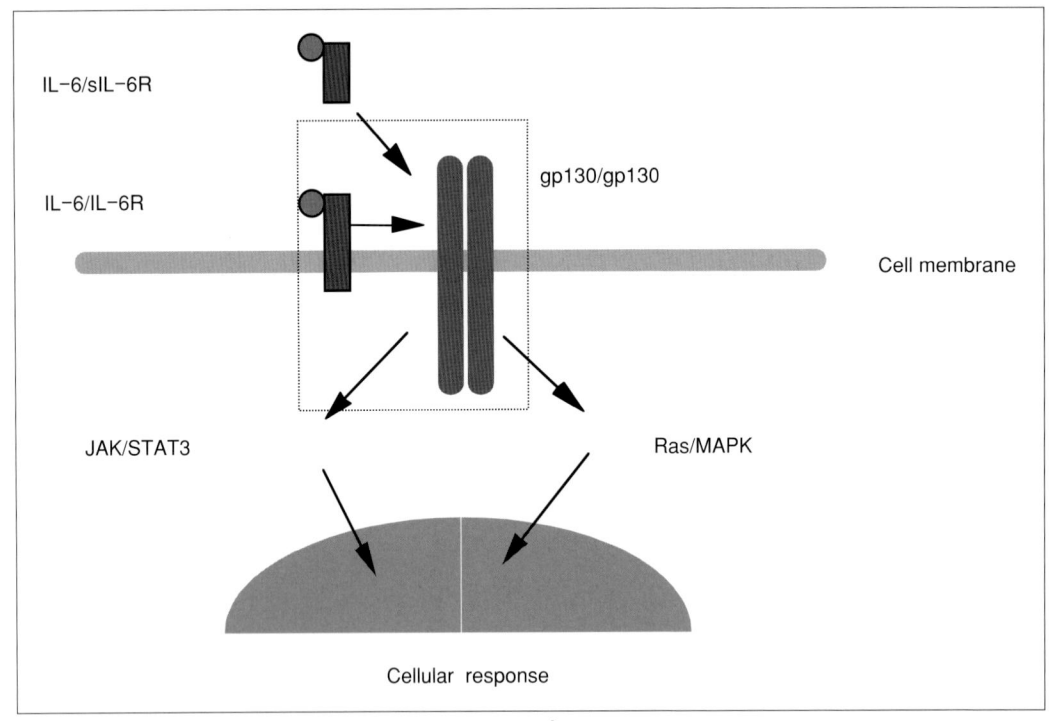

図1 IL-6 レセプターシステム

　vivo 増幅した臍帯血 CD34 陽性細胞は造血幹細胞としての自己複製能と多分化能を持った細胞がより多く移植されたと考えられた。実際に限界希釈法を用いて SRC を定量すると増幅しない臍帯血に比べ，4.3 倍増幅されていることが明らかとなった[5]。

E．臍帯血由来 *ex vivo* 増幅造血幹細胞/造血前駆細胞を用いた臨床研究（表2）

　サイトカインを用いて増幅させた造血幹/前駆細胞を用いた臍帯血移植の臨床試験は 1997 年に 2 つのグループがほぼ同時に開始している。Colorado 大学のグループは 37 名（成人 25 名，小児 12 名）の血液腫瘍性疾患患者および乳癌患者を対象として，臍帯血の CD34 陽性細胞を SCF，G-CSF，MGDF（TPO と同じ）を含む Amgen medium と呼ばれる培養液中で 10 日間培養して増幅し，増幅しない臍帯血と混合して移植を行った。評価可能な 30 例の解析では好中球数 $500/\mu l$ 以上になるまでの回復日数の中央値は 28 日（15〜49 日），血小板

表 2 Ex vivo 増幅臍帯血移植の臨床成績

Group	MacNiece	Kurtzberg	Shpall
Cytokine cocktail	SCF+G-CSF+TPO	GM-CSF+IL-3+FL+EPO	SCF+IL-6+FL+TPO+TEPA
Culture duration	10 days	12 days	21 days
Fold of TNC	56× (0.1〜278)	2.05× (0.06〜10.19)	207× (2〜616)
Fold of CD34	4× (0.1〜20)	0.5× (0.09〜2.45)	-
Infused TNC ($\times 10^7$/kg)	0.99 (0.28〜8.5)	2.4 (1.0〜8.5)	1.8 (1.1〜6.1)
Infused CD34 ($\times 10^5$/kg)	1.04 (0.97〜31.1)	0.22 (0.001〜2.59)	1.6 (0.4〜49.9)
Patient No	37	28	10
Engraftment			
Neutro>500	Day 28 (15〜49)	Day 22 (13〜40)	Day 27 (16〜46)
Plt>50,000	Day 106 (28〜345)	Day 94 (41〜370)	Day 48 (27〜96)
Graft failure	0/30	3/24	0/7
aGVHD (>II)	40%	36%	43%

数 20,000/μl 以上になるまでの回復日数の中央値は 106 日（38〜345 日）であった。またⅢ度以上の急性 GVHD は 40%，慢性 GVHD が 63% に認められているが生着不全は認めなかったと報告している[6]。また Duke 大学のグループは 28 名（成人 2 名，小児 26 名）の血液疾患患者に対して培地還流培養システムである Astrom Replicell^{TM}を用いて臍帯血を 12 日間培養した。サイトカインはEPO（Erythropoietin），FL（Flk-2/Flt-3 ligand），PIXY 321（IL-3/GM-CSF fusion protein）の組み合わせで，未処理の臍帯血を移植した 12 日後に増幅させた臍帯血を追加輸注した。評価可能な 24 例での好中球数 500/μl 以上になるまでの回復日数の中央値は 22 日（13〜40 日）であり，血小板数 50,000/μl 以上になるまでの回復日数の中央値は 94 日（41〜370 日）であったが，移植後 100 日の時点での血小板が生着（血小板数>50,000/μl）している患者の割合は 64% に過ぎなかった。またⅡ度以上の急性 GVHD は 36% に発症した[7]。これらの臨床試験においては，一定の安全性は確認されたものの生着促進などの臨床効果は認められなかった。輸注細胞の増幅率を比較すると Colorad 大学のグループでは，総細胞数として 56 倍（1.03〜278 倍），Duke 大学のグループでは 2.4 倍（1.0〜8.5 倍）増幅されたが，CD34 陽性細胞ではそれぞれ 4.0 倍（0.1〜20 倍），0.5 倍（0.58〜36.2 倍）しか増幅されておらず，その結果，移植された CD34 陽性細胞は 1.04×10^5/kg（0.97〜31.1×10^5/kg），0.22（0.001〜2.59×10^5/kg）であり，生着を促進させるのに必要な臍帯血造血幹/前駆細胞を輸注されなかったと考えられる。

しかし，最近 Shpall らは SCF, IL-6, FL, TPO のサイトカインの組み合わせに銅キレート剤である TEPA (tetraethylenepentamine) を加えて 21 日間で総細胞数で 207 倍 (2〜616 倍) に増幅する方法での臨床応用を行った。輸注 CD34 陽性細胞数は $1.6 \times 10^5/kg$ $(0.4 \sim 49.9 \times 10^5/kg)$ と前 2 グループより十分量の CD34 陽性細胞を移植しており，血小板生着までの中央値が 48 日（27〜96 日）と生着までの日数の短縮効果が認められたと報告した。まだ少数例での結果ではあるが，CD34 陽性細胞を指標としたより未分化な造血前駆細胞を増幅して移植することにより，生着を促進し，より安全な移植を行えると考えられる。

F．基礎研究から臨床応用へ─トランスレーショナルリサーチ

基礎の成果を臨床応用する橋渡し的な研究をトランスレーショナルリサーチと呼ぶが，著者らが開発した SCF, FL, TPO, IL-6/sIL-6R により造血幹細胞を *ex vivo* 増幅させる技術を臨床応用するためには，十分な安全性，効果の検証がなされなければならない。最近，このような細胞治療の普及に伴い米国の FDA から GTP ガイドラインが施行された。GTP とは Good Tissue Practice の略でヒト細胞/組織に由来する製品の製造工程において伝染病物質の混入を防ぐとともに製造工程と品質管理の基準を示すことで安全かつ細胞機能を保証するものである。我が国においてもこれを受け，2003 年 7 月に薬事法の改正が行われ「細胞治療生物製剤の取り扱い」という基準が明確になってきた。今後，造血幹細胞の *ex vivo* 増幅を含めた細胞療法を行う場合，これらの基準に合致した細胞の加工が必要であると考えられる。著者らは臨床試験を行う前にサイトカインで増幅した臍帯血の安全な培養法の確立と安全性試験を中心とした品質管理基準の確立に取り組んでいる。

このような培養細胞を安全に作成する場合には以下の 3 大阻害要因を排除することが重要である。① Contamination：製造過程で混入する微生物汚染，② Cross contamination：製造過程で混入する他人の細胞汚染，③ Mix up：製造過程で生じる人為的取り違えである。これらの阻害要因を排除する方法が GTP に準拠する培養法といえよう。具体的に著者らがまず取り組んだことは，閉鎖系培養の確立と無血清培養法の確立である。前者は製造過程で生じる微生物汚染や細胞汚染の機会を最小限に食い止める最適な方法であるし，後者は異常プリオンやスクリーニングを逃れたウイルスの混入の原因となる血清を排除した安全な原材料の使用によるリスク回避に役立つと考えられる。我々はこの 2 つ

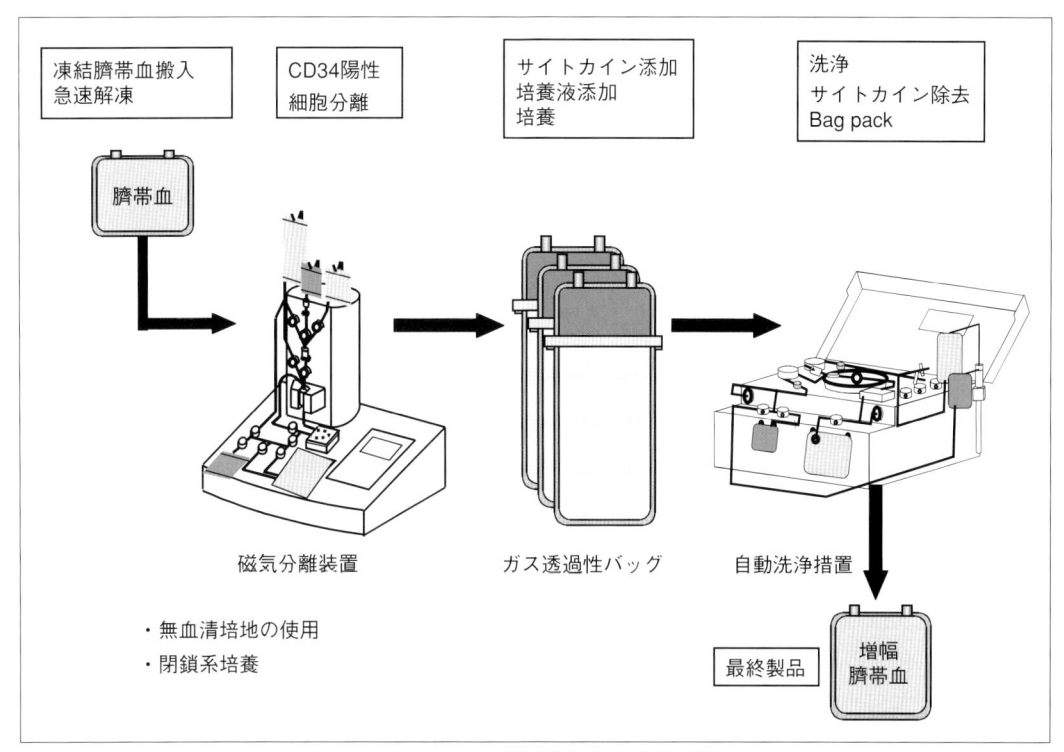

図 2 *Ex vivo* 増幅臍帯血の製造工程

の課題に取り組み臍帯血から純化した CD34 陽性細胞を 12 日間で 20 倍以上に増幅する培養法を開発した。培養の概要を図 2 に示す。培養による総細胞増幅率，CD34 増幅率を図 3 に示す。

このように加工された細胞を人に投与する臨床試験を行う場合，培養された細胞の品質を保証し，安全性と有効性を示さなければならないことはいうまでもない。我が国においては「細胞・組織を利用した医療用具または医薬品の品質および安全性の確保について（医薬品発第 906 号：1999 年 7 月 30 日）」，「ヒト由来細胞・組織加工医薬品等の品質および安全性確保に関する指針（医薬発第 1314 号：2000 年 12 月 26 日）」に必要な品質管理法の概要が示されており，我々はこれにしたがい安全性の検討を行なっている。

これによると① 加工細胞の性質の変化を表現型，染色体検査を行い解析すること，② 細胞・組織が産生する各種サイトカイン，成長因子等の生理活性物質の定量を行い，生体内に適応した時の影響に関して考察を行うこと，③ 製品の適応が患者の正常な組織，細胞に与える影響について検討，考察することなどが記載されている。これらの検討は生物製剤が通常の薬剤とは異なる生きた細

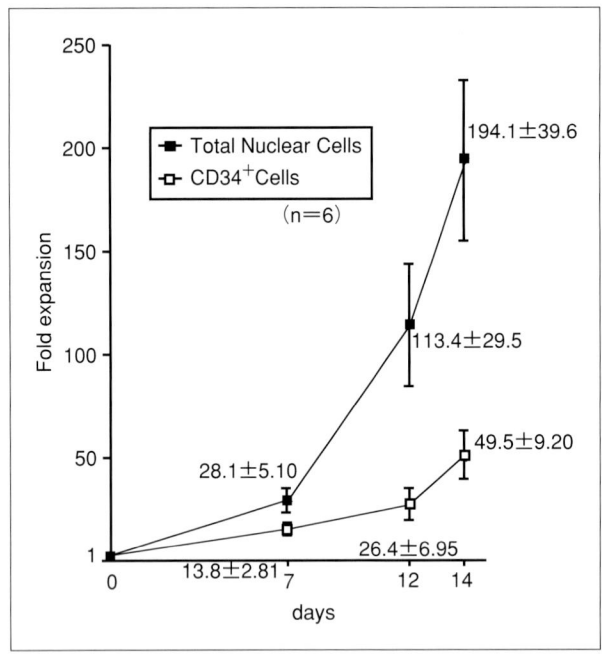

図 3 *Ex vivo* expansion with serum free medium by closed system

　胞であることから，がん化や変性などの問題，細胞が生体内に入ってから目的とする機能以外のサイトカインの分泌などによる副作用が起こらないかといった問題，またアレルギー誘発性やアロ免疫反応など特徴的な問題が生ずる可能性があることから具体的な検査項目やアッセイ法を開発することは重要な課題である。また効力を裏づける試験として，あるいはヒトに投与する前の安全性を確認する前臨床試験として動物実験が必須である。我々はNOD/SCIDマウスへの移植系から増幅した臍帯血の生着能を評価した（図4）。

　この結果，増幅していない凍結臍帯血と比較してサイトカインで増幅した臍帯血の方が高いキメリズムを得られることが確認された。また移植したマウスを解剖し，レシピエント組織の変性，炎症などの変化，移植細胞のがん化の有無を病理検査したところ，そのような変化は認められず一定の安全性を確認した。

　さらには，GTPの概念においては，適当な作業環境の確保と標準作業手順書にしたがったバリデーションにおいて細胞の品質を担保することが重要である。先端医療センターにおいては，セルプロセッシングセンター（CPC；cell processing center）を整備し，GTPに準拠した細胞製造が可能となった。CPC

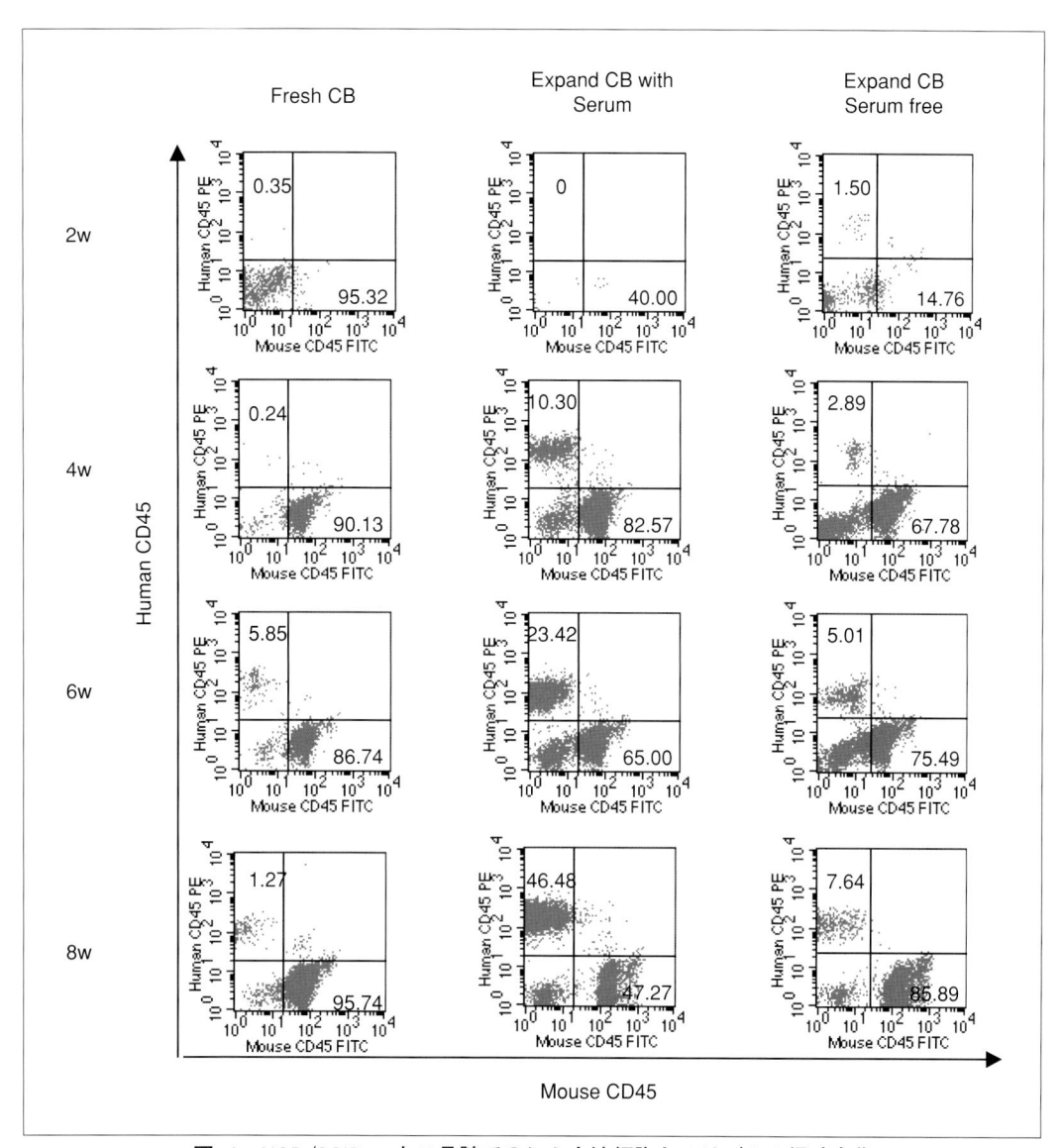

図 4 NOD/SCID マウス骨髄でのヒト血液細胞キメリズムの経時変化

とはヒト細胞組織医薬品の製造および品質管理を行う施設であり，原料受け入れから製品の出荷までの細胞加工のすべての工程を行うことになる。CPC は通常細胞処理を行うクリーンルームを中心に原材料，資材保管室，製品保管室，品質管理室，前室および更衣室から構成されており，クリーンルーム内は塵埃数，浮遊菌数，付着菌数などの清浄度のほか，温湿度および室間圧差などがモニタリングされており，安全に細胞加工ができるような環境に設計されている。

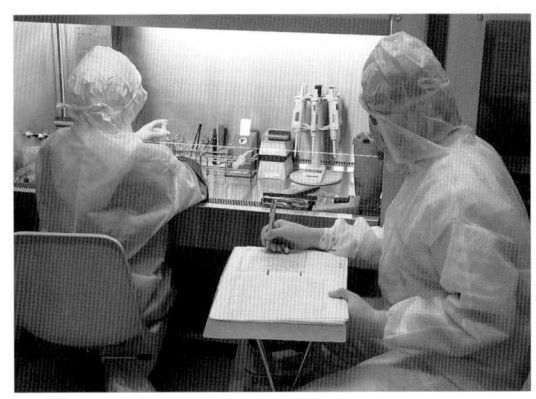

図 5　CPC での製造作業

　このようなハードの整備以上にソフトの整備が重要であり，CPC への入室手順や手洗い，更衣基準，清掃方法や環境モニタリング方法などを実際の環境衛生試験による科学的データに基づき標準作業手順書を作成している。
　また実際の細胞製造に関しても責任体制を明確にすることは重要であり，品質管理者，製造管理責任者，品質管理責任者を設置し，役割分担を明確にし，それぞれの部門のチェックを相互に行える体制とし，ミスの防止，安全性の確保を行っている。製造や品質管理の試験などすべての工程において標準作業手順書を作成し，作業はダブルチェックにて行い，安全性だけではなく，均質な製品を製造することが質の高い臨床研究につながると考えられる（図 5）。

G．まとめ

　臍帯血移植の普及に伴い，治療成績が明らかになるにつれ，期待されるべき治療ではあるが，現段階では必ずしも標準治療として確立しているとは言い難い。生着不全の割合が高い，生着日数が延長し，感染症などのリスクが高いなどの問題は，移植細胞数が制限されていることに起因しており，造血幹細胞の *ex vivo* 増幅により，これらの問題を解決できる可能性があり期待される治療法といえる。また，培養，加工した細胞を医療に用いる細胞治療の代表であり，今後，安全性をどのように確保していくか長期にわたる安全性をどのように証明していくかといった課題も担っている。また臍帯血造血幹細胞の *ex vivo* 増幅を普及させていくためには，臍帯血バンクでの培養用の 2 バッグでの保存システムの構築なども必要になろう。さらには *ex vivo* 増幅された造血幹細胞の安全

性と効果を科学的に証明していくためには質のよい臨床試験のデザインの構築が必要であり，筆者らは白血病を対象とした臨床試験を計画している。この臨床試験においては，増幅した臍帯血の安全性を確認する目的に加え，通常の臍帯血移植を行った 12 日後に培養により増幅した臍帯血を輸注し，輸注された CD34 陽性細胞の総数と生着日数の相関を解析することにより，間接的に生着に関する効果の検証も行おうとするものである。造血幹細胞/前駆細胞の絶対数不足という臍帯血移植の欠点を補えるツールとして複数臍帯血移植とともに期待される治療と考えられる。

文献

1) Wagner JE, Barker JN, DeFor TE et al.：Transplantation of unrelated donor umbilical cord blood in 102 patients with malignant and nonmalignant diseases：influence of CD34 cell dose and HLA disparity on treatment-related mortality and survival. Blood 100(5)：1611-1618, 2002.

2) Laughlin MJ, Barker J, Bambach B, et al.：Hematopoietic engraftment and survival in adult recipients of umbilical-cord blood from unrelated donors. N Engl J Med 344(24)：1815-1822, 2004.

3) Ito M, Hiramatsu H, Kobayashi K et al.：NOD/SCID/γc nullmouse：an excellent recipient mouse model for engraftment of human cell. Blood. 100(9)：3175-3182. 2002.

4) Oki M, Ando K, Hotta T et al.：Cord blood transplantation supported with ex vivo expanded fraction for a patient with myelodysplastic syndrome and metastatic breast cancer. Jpn J Clin Hematol 45(9)：1048-1052, 2004.

5) Ueda T, Tsuji K, Yoshino H et al.：Expansion of human NOD/SCID-repoulating cells by stem cell factor, Flk2/Flt3 ligand, thorombopoietin, IL-6, and soluble IL-6 receptor. J. Clin. Invest., 105：1013-1021, 2000.

6) Shpall EJ, Quinones R, Giller R, et al.：Transplantation of ex vivo expanded cord. Biology of Blood and Marrow Transplantation 8：7, 368-376. 2002.

7) Jaroscak J, Goltry K, Smith A et al.：Augmentation of umbilical cord blood (UCB) transplantation with ex vivo-expanded UCB cells：results of a phase 1 trial using the AastromReplicell System. Blood 101(12)：5061-5067, 2003.

〈伊藤仁也〉

第Ⅴ章 臍帯血バンクの将来像

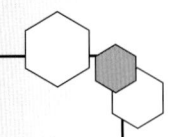

2．研究用臍帯血バンクを通して学んだこと

　文部科学省の「再生医学実現のためのリーディングプロジェクト」は3つの柱からなっているが，研究用臍帯血バンクはその中の重要な柱である。わたしは，このプロジェクトの取りまとめ役として，今回初めて臍帯血バンクの活動を支えておられる広範な方々と交流することができ，ヒト由来組織を使う研究のあり方について深く考える機会を得た。もともと私は，臍帯血を使った治療や研究に関わるものではないので本稿では私たちの研究について述べることは避け，この2年の経験を通して私が考えたことを紹介して稿としたい。

A．再生医学への期待

　先進国での薬剤の売上ランキングを見ると，高脂血症，高血圧，潰瘍，糖尿病などの慢性疾患を対象とした薬剤が多い。この多くは，疾患の根治を目指すものではなく，基本的には症状対応型の薬剤といってよい。これらの薬は，長期間の服用を前提としているため，製薬企業にとって大きな利益をもたらすことから，各社開発にしのぎを削っている。しかし，裏を返せば医療費における薬剤費の増大をもたらすため，国民医療の観点からは対応型の薬剤の必要性を如何に減らすかが重要な課題となる。このため，多くの国では生活習慣病などを予防するための取り組みが始まっている。
　実際医療の将来を展望すると，予防医療を通して，特に生活習慣病などの慢性疾患を減らし，一方，病気に罹患した場合はできる限り根治を目指し，障害が残って疾患慢性化しないようにすることが図られるだろう。すなわち，対応

型医療の期間を減らすことがこれからの構造改革の中心になるのではと考えられる。

ただ，多くの疾患は治療後どうしても変性が残る。変性とは，臓器や組織から機能的細胞が失われることであることから，失われた場所に細胞を戻してはじめて根治ということができる。細胞をもう1度取り戻すためのもっとも重要な手段が細胞治療であり，再生医療の重要な柱と位置づけられている。たとえば，心筋梗塞は急性期を乗り越えても，元の心筋が回復することはない。そのため，長期にわたるさまざまな対応的治療を余儀なくされるが，もし心筋やそれを支える血管が回復すれば，対応型の治療は必要なくなることになる。

このため，多くの国で再生医学の重要性が認識され，さまざまな変性性疾患の根治を目指すためには，どのような細胞が適切で，またどのようにその細胞を患部に導入し定着させればいいのかなどの研究が進んでおり，その一端は今回の企画でも専門の先生により紹介されるだろう。

B．将来の細胞治療の姿

ここで，将来の細胞治療がどのように行われるのか，私見ではあるが紹介したい。細胞治療を考えるとき，まず問題になるのはどの細胞を得るのかという点である。これについては，おそらく自己細胞を使う治療と，他の人から細胞をもらうアロ細胞治療に大別されると考えられる。

ただ，この2つは互いに補い合う関係にあり，どちらか一方が優れているというものではない。病気や事故の場合，急性期の治療に前もって増やしておいた自己の細胞や細胞由来材料を使うことは不可能ではないが困難である。したがって，急性期に細胞や生体材料が必要な場合は前もって調整保存しておけるアロ細胞で凌ぎ，細胞を調整する時間がある場合のみ自己細胞を用意するといった複合型になると予想している。

自己細胞を体外で加工して，さまざまな治療に使うことはすでに始まっている。たとえば，磨り減った関節軟骨を，自己骨髄細胞より調整した軟骨細胞を移植して回復させる治療や，火傷に自己の培養皮膚を移植する治療などを挙げることができる。この治療実現には，細胞培養を医師に代わって行ってくれる会社が必須ではないかと考えられている。実際，現状のまま病院内で細胞を調整することはほぼ不可能である。したがって安定した細胞を臨床に利用するためには，細胞の加工プロセスを外注することが現実的である。ただ問題は，自

己の細胞でも企業が関わるとなると，利用する細胞の安全な製造についての厚生労働省の許可が必要になる．この製造許可を得るまでのコストと，医療費などに関わる日本の状況を考えると，細胞の体外増幅や加工は企業にとってあまり魅力ある分野とはいえない．もちろん，それでもなおこの分野に参入する企業が増え，自己細胞を用いた治療が普及することが望ましいが，もう1度発想を変えて，人手をかけないで細胞を調整するための技術確立を目指すのも1つの方向ではないかと考えている．もし，人手をかけなくても目的の細胞のみ増殖させられる培養液入りパッケージとインキュベーターのセットが提供されるなら，医療機関では，患者から細胞を採取し，その細胞をそのまま容器に導入してインキュベーターに入れ，一定期間後取り出せばよいことになる．このように，細胞のハンドリングを医師に任せて，すべて医療行為とみなせば，製造許可申請などのわずらわしい問題は合理的に解決する．その上で，これを実現するためにはどのような製品が企業から提供される必要があるのかをリストし，各項目の解決に技術や意欲のある企業に手を挙げてもらい，参加した企業の連帯を図りながら産業として育てていくことも，1つの方向性として試してみてもいいのではないだろうか．

一方，アロ細胞の利点は，前もって準備できることで，そのために輸血用の血液のように，病院以外の責任のある組織で製造を行うことが必要になる．アロ細胞の利用はけっして移植用の細胞にとどまらない．図1に示すように，生体由来の材料も含めてさまざまな可能性を秘めている．たとえば，コストさえ許せば，血小板の調整を幹細胞から行ってもよいし，手術用に使われているさまざまな生体由来材料の製造も可能になるだろう．将来は大きなサイズの骨を前もって調整しておき，それを移植するということも可能になるかもしれない．また，ハイブリッド型の人工臓器も，たとえば急性肝機能不全のための人工肝などが考えられるだろう．

細胞や生体材料を前もって用意しておく場合は，もちろん企業が厚生労働省から製造許可を受け製造することになると思うが，ここではこのための細胞をどこから提供してもらうのかということが次の問題になる．ヒト由来細胞はそれがどこから得られるにせよ，生命倫理の問題を伴うため，金銭的に処理するのではなく，必要性を認識するボランティアの善意をベースに進めるのが望ましいと考えている．また，アロ細胞は当然移植の拒絶反応を引き起こすため，現在骨髄や臍帯血で行われているようなバンクを，重要なさまざまな幹細胞について用意することが必要になる．こう考えると，おそらく細胞を得て調整加

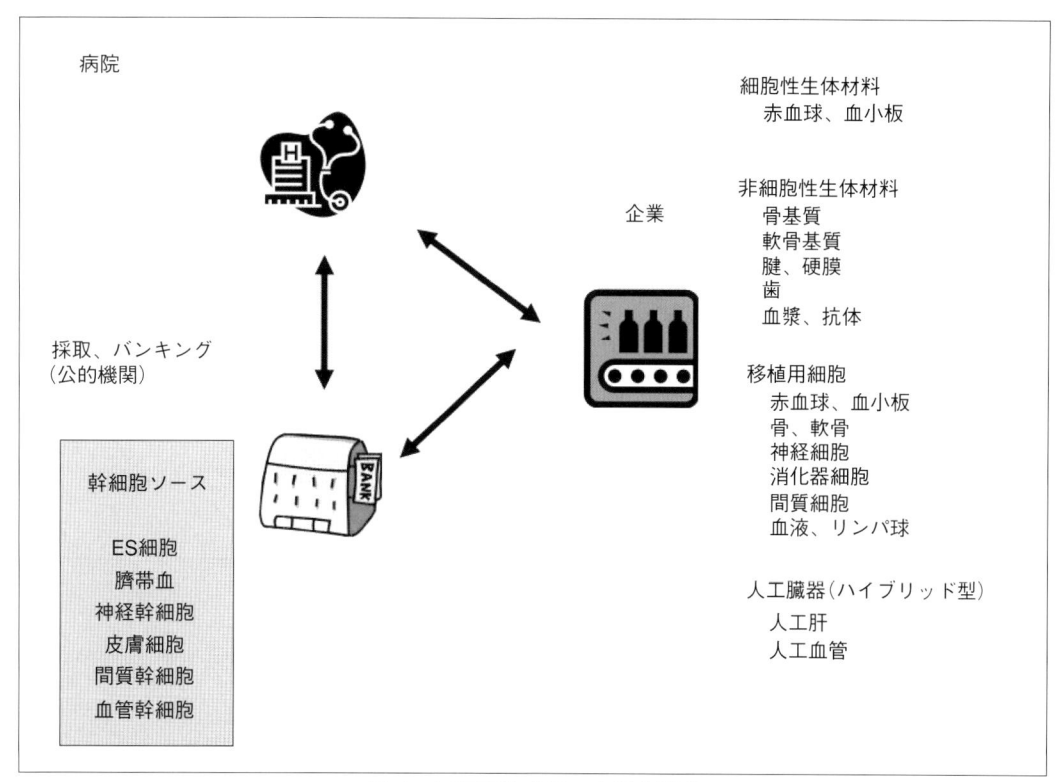

図1 アロ細胞を用いた再生医療

アロ細胞を用いた再生医学を維持するための構造。アロ細胞を細胞治療に用いる場合，最低限図に示す3つの組織の協調が必要になる。

工する企業と，インフォームドコンセントがきちっと取れた多様な細胞を供給できるバンク，そしてそれを利用する医療機関という三位一体の体制がこのような医療の実現には必要である。

C．幹細胞のソース

失われた機能を取り戻すための再生医学は長い歴史を有するが，現在特に注目され始めた最大の理由は，さまざまな組織細胞を試験管内で調整する技術や材料が生まれてきたことによる。具体的には，さまざまな組織細胞へ分化する能力を持った多能性幹細胞を原則的には無限に増殖させるためのさまざまな技術が開発されたことによる。その代表が，胎生幹細胞（ES細胞）で，簡単に言ってしまうと着床前の胚細胞を試験管内で増殖させたものである。これ以外

にも，最近骨髄や精巣から同じような多能性幹細胞を得る方法が報告されており，将来が期待される．ただ，現時点では，ES細胞が，①ヒトでの再現可能な樹立方法が確立していること，②胚細胞に相当する細胞であるため，組織細胞への分化過程が通常の胚発生で起こっている自然な過程に近いと考えられる，という点で，もっとも実用化に近い細胞として期待されている．

これ以外にも，分化能力が制限された組織幹細胞の樹立も相次いでおり，骨，軟骨，脂肪細胞へと分化できる間質幹細胞，さまざまな神経系細胞へと分化できる神経幹細胞などのヒトへの臨床応用がまさに始められようとしているのが現状である．

D. 幹細胞バンキング

すでに指摘したが，アロ細胞を利用する場合必ず問題になるのが，組織適合抗原不一致による拒絶反応の問題である．ES細胞については，この問題への対応として現在2つの方策が考えられている．1つはクローン胚を作成し，そこからマイES細胞を樹立する方法で，できてきたES細胞とそれ由来の組織細胞は原則として自己細胞と同じと考えられ，拒絶反応はない．クローンを使わず拒絶反応を克服しようとするには，さまざまな組織適合細胞が揃ったES細胞バンクを作る以外に方策はない．

最初の方法は，もちろんベストな方法であるが，核移植を行う未受精卵をどのように得るのかという倫理的問題，また高度の技術水準が要求され，大きな経済的負担が必要なクローン技術が個人の医療のために簡単に使えるようになるのかという経済的問題が存在する．したがって，この技術は，たとえば重大な薬の副作用に見舞われた人と同じゲノムを持つES細胞を作成して，副作用の原因を明らかにするなどの特殊な用途を中心に利用が進むのではと考えている．

一方，バンキングはもっとも現実的な対策である．どの程度組織適合性抗原の一致が必要かは，必要とされる細胞に応じて異なり，したがって用意すべきバンクの規模はまちまちであろうが，ES細胞の様にあらゆる組織細胞の供給源となる可能性がある場合は，臍帯血移植で必要な一致率や規模のバンキングが必要であると考えている．ただ，ES細胞の場合細胞株をいったん樹立してしまえば必要なだけ増やし，世界中どこへでも配布することが可能であることから，全世界が一致して取り組めば必要な規模のバンクを作り上げることは可

能だろうと考えている．

　もちろん，どのぐらいの数の受精卵が提供いただけるのかなどバンク成立には不確定要素も大きいが，すでにいくつかの国ではバンク設立に向けた動きが始まっている．

　このように，当面はバンキングこそが細胞移植を拒絶反応の危険から守る採るべき方策として選ばれるとすると，それを実現するために，臍帯血バンクに学ぶところは大きいと考える．事実，現在凍結保存した幹細胞バンクが成立しているのは，我が国では臍帯血バンクのみである．また，日本の臍帯血バンクは成立から現在まで，多くの善意と努力に支えられた非営利的組織が集まったネットワークであり，けっして一元的な組織に組み込まれていないのが特徴である．また，必要とされる組織適合抗原の一致率についての基準となると思われる点でも，これからの幹細胞バンクが目指すべき1つのモデルとなると考えている

E．幹細胞バンクの実現のために

　文科省の再生医学実現化プロジェクトは，最初英国と同じように，医療に利用可能な神経幹細胞やES細胞の保存の可能性を考えるところから始まった．しかし，ヒトES細胞の研究が許可されたばかりの時期にバンク構想は理解を得ないのではないかとの意見を入れて（実際には先に先に構想を進めることは重要なのだが），神経幹細胞と研究用に利用できる臍帯血幹細胞バンクをまずスタートすることになり，現在に至っている．しかし，ES細胞を臨床に利用するなら，バンクの整備はもっとも重要な課題であり，現在神経幹細胞や，臍帯血を通して準備してきた構造は必ず役に立つものと信じている．

　さて，今回臍帯血バンクと共同で私たちが目指したのは，臍帯血というヒト由来の材料を臨床だけでなく，一定の条件を満たした研究にも使えるようにすることであった．何回もの会議や一般の方との討論会を経て，ようやく関係者相互の理解を得て，所期の事業が徐々にではあるが進み始めたのが現在の実感である．進展が遅いのは，話し合いに加え，異なる組織の倫理委員会の審議を別々に経るなど，想像を超える時間がかかったためであるが，この経験も重要な財産といってよいだろう．

　ただ，話し合いを重ねてもまだ理解を得ることが難しい点が，企業のヒト材料の利用の問題である．実際，一般の方々との討論集会で，臍帯血などの善意

に基づくヒト由来材料が研究に使われることについては，ほとんどの方の理解を得ることができるのだが，「では同じ材料を企業が使うことについてはどうでしょうか？」と問うと，理解を示される方の数字は20％ぐらいに落ちてしまう。実際，善意に基づいて無償で提供された細胞が，利潤追求を目的とする企業に提供されることは，どう考えても矛盾するように思える。しかし，先に述べたように，自己細胞であれ，アロ細胞であれ，企業の参加なしには細胞治療の普及は不可能である。また，利潤追求を目的としているからと，企業を善意に基づくヒト材料利用から排除すれば，企業を売買による利潤追求が目的の細胞バンクや細胞提供会社へ追いやることになる。実際，ヒトの組織や細胞が商品として売買されており，日本でも利用する企業や研究機関は多い。ただ，細胞を売買する業者があるから，企業にはそれ利用してもらって，利益追求クラブで活動していてくださいと言ってしまっていいのだろうか。もしそれでいいなら，結局疾患の克服という大きな目的の下に多くの人や組織が連帯することは不可能となる。

　一方，企業が患者，医師，研究者をはじめ広い層と連帯組織を形成することが疾患克服に役立つなら，それぞれの立場や目的の違いを認めた上で，連帯を可能にする方策を考えることは重要である。実際，患者と医師や研究者が連帯することですら日本では普通の風景ではなかったのではないだろうか。しかし，たとえば骨髄移植バンクや，さい帯血バンクネットワークでは，すでに広い層の連帯が確立できているように思われる。これらの組織で，どうしてこの連帯がうまくいっているのか眺めてみると，結局白血病などの骨髄移植を必要とする患者を中心にさまざまな方がまとまっているからではないかと思える。私は，企業活動が疾患の克服に必須であることを確信する。だとすると，企業の発展は患者にとっても重要なことなのだ。ただ，研究や医療に関わる私が，このことを主張してもなかなか理解を得られないことも事実である。しかし，企業の参加の重要性が患者に理解され，善意で寄せられたヒト材料へのアクセスを企業にも拡大することの重要性を患者が訴えられるなら，私たちが語るよりはるかに説得力は大きい理解が得られるのではないかと考える。しかし，企業自身も，患者との連帯が医師との連帯と同様に重要であることに気づくべきであろう。これまでともすると，企業は医師や研究者と付き合ってきても，患者と連帯して同じプロジェクトを進めることがあまりなかったように思える。いやそれどころか，非友好的に対峙することもしばしばであった。

　このように考えていくと，将来に向けたバンクを整備する過程の中で，患者

の団体や企業との対話を進め，患者が運営や情報発信の中心となる組織に，医師，研究者，企業など他の組織が協力する構造への転換を図るべきではないかと考える．

　私は，神戸市に立地する発生再生科学総合研究センターにいて，神戸市の医療産業都市構想の推進に協力しているが，医療産業というのは言うは易く実際にはさまざまな問題のある概念であることを感じている．しかし，この困難な課題を考えることにより，日本の医療が進むべき方向が見えてくると考えており，今回，研究用臍帯血バンクを考えることで，本稿でお示ししたように，疾患克服を目指す新しい連帯の姿をおぼろげながら理解できたと考えている．

（西川伸一）

索　引

あ

悪性リンパ腫　84
あさぎり病院　7
アシクロビル　113
アスペルギルス　115
アセスメント　127
アリルタイピング　73
アリルレベル　73

い

移植医療機関　66
移植関連合併症　87, 90, 94
移植関連死　101, 106, 110
移植関連死亡率　104
移植後早期　110
移植細胞数　85, 87
移植時期　98
移植実施報告書　70
移植時の病期　84, 87, 89
移植時の病態　98
移植前処置　85
移植待機期間　98
移植適応患者　100
移植片対白血病効果（graft-versus-leukemia 効果；GVL 効果）　2, 94
移植片対宿主病（GVHD）　1, 93
移植方法　98
移植有核細胞数　91
移植用臍帯血の提供　69
医薬品 GMP　35
医療保険適用　60
インフォームドコンセント　124

う

ウィルス感染症　96, 98
牛海綿状脳症　13

え

液体窒素タンク　31, 34
エトポシド（VP16）　85

か

化学療法　98
家族の援助　126
家族（またはサポーター）　128
家族歴調査票　9, 12
加藤ら　132
神奈川臍帯血バンク　2, 59
カリニ原虫感染症　112
寛解期移植例　107
肝機能検査　44
看護　**123**
幹細胞バンキング　150
ガンシクロビル　113
間質幹細胞　150
間質性肺炎　128
乾性咳嗽　128
感染症　**43**, 97, 113
カンファランス　127
間葉系幹細胞　4

き

擬似クロスマッチ　78
急性 GVHD　87, 101, 104, 106, 127
急性骨髄性白血病（AML）　84, 120
急性リンパ性白血病（ALL）　84
近畿臍帯血バンク　2

く

クロイツフェルト・ヤコブ病　13
クローン胚　150
クロスマッチ　80
クロット形成　21, 28, **29**

け

血液悪性腫瘍　83
血液型関連検査　**42**
血縁者間骨髄移植　111
血小板　104, 107
血小板数　132
血小板数の回復　85, 89, 90
限界希釈法　134
限局型慢性 GVHD　101

こ

抗原提示能　112
厚生省臍帯血移植検討会　60
拘束間　126
好中球　101, 104, 107
好中球数回復　85, 89, 90, 110
好中球生着　96
好中球生着率　101
公的臍帯血バンク　61
コーディネート　**68**
固形腫瘍　84, 96
骨髄異形成症候群（MDS）　84, 120
骨髄移植　1, 91, 104
骨髄ストローマ細胞　134
骨髄破壊的前処置　101
骨髄バンク　2, 58, 59, 152
骨髄非破壊的移植（NST）　100, 111

孤独感　126
コロニーアッセイ法　133
コロニー形成細胞（CFC）　42, 47, **52**, 55, 132

さ

サイクロフォスファミド　85, 90, 91, 115, 118
採血バッグ　14
採取基準書，臍帯血　8
採取施設基準　7
採取施設，臍帯血　7
採取手順書，臍帯血　8
再生医学　**146**
再生医療　3
再生不良性貧血　84
臍帯血　25, 117
臍帯血移植　7, 18, 57, 91, 106, 110, 111
臍帯血移植実施基準書　65
臍帯血移植適応審査　68
臍帯血移植の実施に関する技術指針　35
臍帯血移植の実施のための技術指針　40
臍帯血献血　8, 18, 22
臍帯血検査法　40
臍帯血採取　13, **18**, 22
臍帯血採取基準書　8
臍帯血採取施設　7
臍帯血採取数　19
臍帯血採取手順書　8
臍帯血提供管理基準書　65
臍帯血の検索　**66**
臍帯血の採取　13
臍帯血バンク　2, 57, 62, 151
臍帯血搬送　16
臍帯血品質管理基準書　40
臍帯血ミニ移植　117, 119

サイトシンアラビノサイド（CA）　85
サイトメガロウイルス　43, 113
再発　89, 91, 131
細胞処理　30
細胞数　132
細胞・組織を利用した医療用具または医薬品の品質および安全性の確保について　141
細胞治療　147
細胞提供会社　152
サポーター（キーパーソン）　124

し

シクロスポリン　101
自己複製能　132
歯周炎　124
事前確認検査　69
自動血球測定装置　48
重症 GVHD　97, 100, 101, 107
重症感染症合併例　95
重症膠原病　96
樹状細胞　112
出血性膀胱炎　128
出産後問診票　14, 15
出産前問診票　11
腫瘍性疾患　84
症状対応型　146
焦燥感　126
小児 ALL　90
真菌　112, 115
神経芽腫　83
神経幹細胞　150
新生児の健康調査　45
心理的変化　126

す

ステロイド　101

せ

生活習慣病　146
成人 T 細胞性白血病　120
成人悪性腫瘍　101
成人臍帯血移植　**94**, **100**, 101, 104
成人造血器腫瘍　95
精神的援助　126
製造管理責任者　144
生着遅延　106
生着不全　91, 98, 106, 131
生命倫理の問題　148
セルフケア　127
セル・プロセッシング　30
セルプロセッシングセンター（CPC；cell processing center）　142
前処置関連毒性　97, 101
全身放射線照射　85
先端医療センター　142
先天性疾患　110
先天性代謝異常症　83, 84, 89
先天性免疫不全　83, 89

そ

早期死亡　104
臓器障害　97
早期の死亡率　101
造血回復　96, 115, 131
造血幹細胞　1, 7, 30, **47**, 132, 134
造血幹細胞移植看護　123
造血幹細胞検査　**42**
造血器悪性疾患　110
造血細胞移植　131
造血前駆細胞　133, 134
組織幹細胞　150
組織適合性抗原　150

た

第1寛解期　131
第1寛解期（CR1）　84
第2寛解期（CR2）　85
第2寛解期以降　131
第3寛解期以降　85
体外増幅　**131**, 134
帯状疱疹　128
胎生幹細胞（ES細胞）　149
胎盤娩出前　13
唾液分泌　129
多能性幹細胞　149
多分化能　132
多変量解析　88, 132

ち

中心静脈栄養　127

て

適応判定基準　96

と

同意書　9, 10
凍害保護剤　31, 33
東京大学医科学研究所　101
東京大学医科学研究所附属病院　95
凍結バッグ　34
凍結保存　7, **33**
同種造血幹細胞移植　83
同種造血細胞移植　93
登録数　19
登録率　19
トップ・アンド・ボトム；TB　30
虎の門病院　119
トランスレーショナルリサーチ　140

トロンボポイエチン（TPO）　137

に

日本さい帯血バンクネットワーク（JCBBN）　2, 7, 40, 57, 65, 94, 100, 101, 152
入院時オリエンテーション　124
乳児ALL　83

は

母親学級　22

ひ

非血縁者間骨髄移植　**83**, 89, 111
非血縁者間臍帯血移植　89, 100
非血縁者間臍帯血移植成績　83
非再発死亡　89
非再発死亡率　90
非腫瘍性疾患　84
ヒト由来細胞・組織加工医薬品等の品質および安全性確保に関する指針　141
ヒドロキシエチルスターチ（hydroxyethyl starch；HES）　30
兵庫さい帯血バンク　7, 8, 59
品質管理　144
品質管理者　144
品質管理責任者　144
品質管理法　141

ふ

複数臍帯血移植　97, **107**, 115
ブスルファン（BU）　85, 90, 91, 118
ブラッシング　124

プリオン病　13
フルダラビン　115, 118
フローサイトメーター　49
プログラムフリーザー　31, 34
プロセッシング　30, 35, 37
分娩前問診票　9
分娩の記録　14

へ

ヘルペスウイルス感染症　112
変性　147

ほ

放射線全身照射　115
ホスカビル　115

ま

末梢血幹細胞移植　111
慢性GVHD　101, 104, 106
慢性骨髄性白血病　84

み

ミニ移植　100, 111, 118
宮腰ら　118

む

無イベント生存率（EFS）　87, 89
無菌検査　45
無菌操作　123
ムコ多糖症　89
無病生存　90, 91, 101, 107

め

メソトレキサート（MTX）　101
眼の乾燥感　129
メルファラン　91
メルファラン（L-PAM）　85
免疫回復　110

免疫活性　112
免疫不全　84
免疫抑制療法　98

も

問診票, 出産後　15
問診票, 出産前　9, 11

ゆ

有核細胞　101
有核細胞数　16, 20, 21, 42, 47, 85, 89, 104, 106
有核赤血球　48

り

リハビリ　127, 129
リンパ球交差適合試験　72, **76**

れ

冷凍搬送容器　69
連鎖不平衡　74

A

AHG-LCT 法（anti-human globulin-LCT）　76
Antnchuk　136
Astrom Replicell™　139
ATG　90

B

Barker　118
BFU-E　52
BioArchive システム　31, 34
BMP-4　136

C

CD34 陽性細胞　3, 42, 47, 50, 55, 101, 137, 141
CD34 陽性細胞数　**49**, 85, 87, 89, 91, 104, 106, 115, 132
CFU-blast（Blast colony-forming units）　133
CFU-Emix　52
CFU-GEMM（CFU－Mix, Mixed Colony Forming Units）　52, 133
CFU-GM（CFU-C）　52, 132
Class I　44
Class II　44
Cornetta　119
CsA　91

D

DAC 法　37
Dexter 培養　134
dimethyl sulfoxide；DMSO　31
Duke 大学　139

E

EBV 関連血球貪食症候群　84

EPO（Erythropoietin）　134
EUROCORD　**90**, 94, 104
E 型肝炎ウイルス　44

F

FACT　35
FACT/NETCORD　35
Filter 法　38
FK506　91
FL（Flk-2/Flt-3 ligand）　134, 140

G

G-CSF　112
Gluckman　2, 132
GM-CSF（Granulocyte/Macropharge colony stimulating factor）　134
Good Tissue Practice（GTP）　140
graft-versus-host disease；GVHD　72, 86, 91, 93, 97, 100, 101, 107, 128
GVHD 予防　85, 91, 101
GVL 効果　75

H

HBc 抗体　43
HBs 抗原　43
HBs 抗体　43
HES 法　30, **31**
HHV6　113
HHV6 脳炎　113
HLA 2 抗原不一致　106
HLA-DR　44
HLA 一致骨髄移植　106
HLA 一致同胞　95, 104
HLA 検査　**44**
HLA 抗体　78, 80

HLA 抗体陽性例　95
HLA 適合　75
HLA 適合度　85, 86, 87
HLA 適合同胞　131
HLA 不一致移植　94, 101, 104
HLA 不一致度　96, 104
HOXB4　136

I

IBMTR　104
IL-1　134
IL-3　134
IL-6　134
IL-6R　137
IL-6/sIL-6R　140
IL-11　134
IL-12 産生能　112

J

JN Barker　107

K

Kaplan-Meier 法　104
Kurtzberg　60, 90

L

Laughlin　104, 106
LCT-IC（long term culture-initiating cell）アッセイ　133

LCT 法（Lymphocyte Cytotoxicity test）　76

M

M-CSF（Macrophage-colony stimulating factor）　134
mesencymal stem sells　4
MiniArchive システム　34
Minnesota グループ　107, 132
MTX　91

N

National Cord Blood Program（NCBP）　104
NETCORD　35
New York 血液センター　2, 30, 94
New York 臍帯血バンク　104
NOD/SCID マウス　133, 137, 142

P

Ph 陽性 ALL　83, 88
PIXY321（IL-3/GM-CSF 融合蛋白）　134

R

RIST（Reduced Intensity Stem Cell Transplantation）　2, 91, 96, 117, 118, 119
Rizzieri　118
Rocha　104, 106
Rubinstein　2, 30, 132

S

SCF（Stem cell factor）　134, 140
SCID　84
SRC（SCID repopulating cell）　133

T

TB 法　31, **31**
TEPA（tetraethylenepentamine）　140
Th1 cytokine　112
Th1 細胞　112
Thomas　1
Till & McCulloch　1
Top & Bottom　30
TPO（Thrombopoietine）　134, 140
TRM（transplantation related mortality）　94, 95, 97, 98

W

Wiskott-Aldrich 症候群（WAS）　84, 89

編著者略歴

原 宏【はら ひろし】

茨木高等学校卒業後，大阪大学医学部・同大学大学院を昭和43年3月卒業。

昭和47年より兵庫医科大学に勤務し，第2内科学において血液学を専攻後，輸血学教授，内科学血液・腫瘍科教授を経て平成17年4月より上ヶ原病院名誉院長。

現在，兵庫医科大学名誉教授。

専門分野：血液学および輸血学であり，兵庫医科大学においては，各種の膠原病および再生不良性貧血，特発性血小板現象性紫斑病等の血液疾患の治療を担当すると共に，白血病，悪性リンパ腫，多発性骨髄腫の化学療法ならびに骨髄移植および臍帯血移植による上記の悪性疾患の治療を指導した。

2000年　日本輸血学会総会会長
2001年　日本臨床血液学会会長

おもな所属団体
日本内科学会：認定医同指導医
日本血液学会：認定医同指導医，功労会員
日本臨床血液学会：名誉会員
日本輸血学会：認定医，評議員
日本自己血輸血学会：名誉会員
日本内科学会近畿地方会：評議員
近畿血液学地方会：評議員
日本造血細胞移植学会：功労会員
日本がん治療学会
NPO法人兵庫さい帯血バンク：副理事長
日本さい帯血バンクネットワーク正会員
兵庫県造血幹細胞移植対策推進協議会会長
財団法人先進医薬振興財団理事
文部科学省「再生医療の実現化プロジェクト」実施検討委員会委員

©2006　　　　　　　　　　　　　　第1版発行　2006年3月15日

臍帯血移植

定価はカバーに表示してあります

検印省略		編著者　　原　　宏
		発行者　　服　部　秀　夫
		発行所　　株式会社　新興医学出版社

〒113-0033　東京都文京区本郷6丁目26番8号
電話 03(3816)2853　　　FAX 03(3816)2895

印刷　三報社印刷株式会社　　ISBN4-88002-654-9　　郵便振替　00120-8-191625

・本書およびCD-ROM (Drill) 版の複製権・翻訳権・譲渡権・公衆送信権（送信可能化権を含む）は株式会社新興医学出版社が保有します。
・JCLS〈㈳日本著作出版権管理システム委託出版物〉
本書の無断複写は著作権法上での例外を除き禁じられています。複写される場合はその都度事前に㈳日本著作出版権管理システム（電話 03-3817-5670，FAX 03-3815-8199）の許諾を得てください。